イラスト医工学

バイオメカニクスから医療機器・科学捜査まで

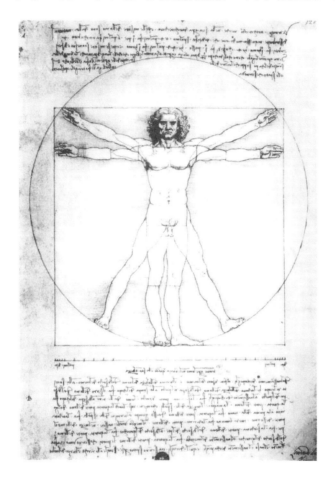

伊藤安海・鍵山善之　著

アドスリー

はじめに

　従来，医学と工学の融合分野である医工学のうち，かなりの部分が医用工学の守備範囲であったため，医工学と医用工学という2つの言葉はほとんど同じ意味で使われてきた．しかし，近年は医学と工学の融合により，医用工学の範囲を超えたさまざまなシステム，サービスが提供されつつある．例えば，高度な運転支援システムを搭載した自動車では，計測された生体データに基づき，ドライバーへ警告を発したり，ステアリングおよびブレーキ操作の支援を行なったり，さらには意識喪失を検知して自動的に車両を停車させる機能なども提案されている．また，脳波や脈拍，視線といった生体情報の計測結果から，人の好き嫌いや快，不快といった感情を読み取る技術も進み，各個人の望む商品やサービスを自動的に提供することも可能になりつつある．

　本書では，日々広がりを見せている医工学に関して，その守備範囲や基本原理を工学系の大学生にも理解できるように，多くのイラストを用いて平易な表現で解説するように心がけた．また，実際に医療機器を使用する看護師，臨床工学士といった医療従事者や生体計測技術を新たに学ぼうとするエンジニアの方々にとっても，生体計測の工学的原理を理解するための導入としてご活用いただければ幸いである．

　これまで，医工学に関する書籍では医用電子工学の解説を中心とするものが多かったが，本書では整形外科，歯科など力学課題を多く扱う医学分野や，医療・福祉機器の安全性評価でも必要とされるバイオメカニクスに関しても多くのページを費やした（2章）．また，医療事故の防止に関しては，一般的な安全対策の概念を11章で解説するだけでなく，4章では北大電気メス事件を例にとり，事故リスクの技術的検証と事故対策としての医用機器変遷の歴史，チーム医療における役割分担と責任の所在，といった観点から事件を分析することで，安全対策の重要性とその実現の難しさが伝わるように工夫した．

　近年，人工知能やロボット技術，万能細胞などの研究が急激に進んでおり，我々の抱えている課題の多くは，近い将来に解決されるかもしれない．例えば，先天性の心臓病患者に完璧な人工心臓を提供することや，全身麻痺の患者でも自由に操作できる義足の開発，さらには絶対に事故を起こさない自動運転自動車の実現や，（凶悪事件の）被

疑者の記憶を正確に読み取る装置の開発・・・これまでSFとして描かれてきた世界が実現間近となっている．しかし，それらの課題が解決されたときに，ヒトは今より幸せになれるだろうか？ 生活の全てを機械がサポートすることで，事故や病気で苦しむこともなく，インターネットやテレビを毎日楽しみ，だれでも長生きできる社会を実現することが医工学の目標だろうか？ 引き換えに『人間らしいミスを犯す特質』『事故を起こすかもしれない行動をとる不可解さ』といった人間らしさが許容されない社会になってしまうとしたら・・・

　本書を導入として，これから医工学分野に進もうとする若者には，目先の問題解決の先にどんな未来が続いているのかを折に触れ想像していただきたい．これまで，科学捜査の現場で多くの事件・事故の原因究明に取り組み，多くの医療スタッフと共に医療・福祉工学に関する研究・開発を行なってきた私の経験が，医工学の健全な発展の一助となれば幸いである．

　また，本書の執筆に際しては，手術支援システムの開発など，最新の医工学分野でご活躍の鍵山善之先生に画像診断装置（7章），医療機器・手術支援システム（8章），人体機能補助装置（9章），医療情報システム（10章）をご担当いただくことで，最新の医療機器・システムに関しても十分な知識を得ていただけるように配慮した．

2017年4月

執筆者を代表して
伊藤 安海

目 次

1章 バイオメカニクスと医工学

1.1 バイオメカニクスの概要 1
 1.1.1 バイオメカニクスとは 1
 1.1.2 科学とバイオメカニクスの歴史 2

1.2 医工学の概要 5
 1.2.1 医工学とは？ 5
 1.2.2 医用工学とは 5
 1.2.3 医工学の5分類 8
 1.2.4 医工学の行き着く先は？ 8

2章 医工学の基礎となるバイオメカニクス

2.1 骨の力学特性 11
 2.1.1 骨の構造 11
 2.1.2 骨の応力―ひずみ関係 13
 2.1.3 骨の力学モデルと弾性定数 14
 2.1.4 弾性率の異方性 15
 2.1.5 骨損傷の力学 17

2.2 関節のバイオメカニクス 21
 2.2.1 膝関節のキネマティクス 21
 2.2.2 筋・靭帯の協調作用 21
 2.2.3 関節の潤滑 24
 2.2.4 関節に働く荷重の計算 24

2.3 生体軟組織の力学的性質 27
 2.3.1 生体軟組織の力学的特徴 27
 2.3.2 各種生体軟組織の力学的性質 30

3章 医工学の歴史と基本的医療機器

- **3.1** 医工学の歴史　35
- **3.2** 心電計　36
  - **3.2.1** 心電計の測定原理と構成　36
  - **3.2.2** 心臓における興奮伝導と心電図の発生　38
  - **3.2.3** 心電信号の検出 (電極と皮膚の性質)　40
  - **3.2.4** 心電計の周波数特性　41
  - **3.2.5** 心電図の利用拡大　42
  - **3.2.6** 心電図の解析 (標準 12 誘導心電図)　42
- **3.3** 脳波計　46
  - **3.3.1** 脳波計の構成　46
  - **3.3.2** 脳波の性質　49
  - **3.3.3** 脳波の発生機序：脳波計はなぜ誘導電極数が多いのか　50
  - **3.3.4** 脳波の解析　52
- **3.4** 血圧計　53
  - **3.4.1** 観血式血圧計　53
  - **3.4.2** 非観血式血圧計　56

4章 事故事例にみる医用電気・電子機器の変遷と事故対策

- **4.1** 本章の概要　59
- **4.2** 電気メスの原理・構造および使用法　59
  - **4.2.1** 電気メスの原理・構造　59
  - **4.2.2** 使用法 (切開モードと凝固モード)　60
- **4.3** 電気メス関連技術の変遷　61
  - **4.3.1** ソリッドステート型　61
  - **4.3.2** フローティング型　61
  - **4.3.3** バイポーラ方式　62
  - **4.3.4** 安全モニタ回路　62
- **4.4** 北大電気メス事件の概要　63
  - **4.4.1** 裁判記録からみた事件の概要　63

- **4.4.2** ケーブル交互誤接続と電流の経路　64
- **4.4.3** 手術前の状況　65
- **4.4.4** 手術の流れ　65
- **4.5** **電気メスによる事故と対策**　66
  - **4.5.1** 熱傷事故とその対策　66
- **4.6** **再発防止に向けた分析(医工学・法科学の立場からの分析)**　68
  - **4.6.1** 教育体制の不備　68
  - **4.6.2** チーム医療における分業体制の未成熟さ　70
  - **4.6.3** 事故調査の難しさ　70
  - **4.6.4** 事故の再発防止に向けた検討　71

5章　生体物性とその測定法

- **5.1** **機械的特性**　73
  - **5.1.1** 骨の粘弾性評価　74
  - **5.1.2** 生体軟組織の粘弾性評価　75
- **5.2** **熱特性**　77
- **5.3** **磁気特性**　77
- **5.4** **放射線特性**　78
- **5.5** **光特性**　78
- **5.6** **電気特性**　79
  - **5.6.1** 細胞の性質　79
  - **5.6.2** 生体組織の周波数特性　80

6章　生体計測機器

- **6.1** **筋電計**　83
- **6.2** **パルスオキシメータ**　85
  - **6.2.1** パルスオキシメータによる血中酸素飽和度測定メカニズム　86
  - **6.2.2** パルスオキシメータの装置構成　87
- **6.3** **心拍出量計**　88
- **6.4** **炭酸ガスモニタ**　90

7章 画像診断装置

- **7.1** 超音波画像診断装置　93
  - **7.1.1** Aモード　94
  - **7.1.2** Bモード　97
  - **7.1.3** コンベックス走査型超音波診断装置　99
- **7.2** X線画像診断装置　100
  - **7.2.1** X線コンピュータ断層撮影法　102
- **7.3** RI画像診断装置　104
- **7.4** MRI装置　106
- **7.5** 内視鏡　109

8章 医療機器・手術支援システム

- **8.1** レーザを利用する治療機器　113
- **8.2** 手術ロボット・手術支援システム　115
- **8.3** 手術ロボットと手術ナビゲーションシステム　119
- **8.4** マイクロマシン技術の医療応用　119

9章 人体機能補助装置

- **9.1** 人工関節インプラント・人工骨と生体材料　121

10章 医療情報システム (HIS)

- **10.1** HISの目的　127
- **10.2** HISの機能　128
- **10.3** データ交換のための規格　129
- **10.4** 医療画像情報システム　131

11章 医療機器の安全対策

- **11.1** 安全の概念　133
- **11.2** 人体の電流反応
  (マクロショックとミクロショック)　133
- **11.3** 電撃の安全対策の保護手段と程度　135
  - **11.3.1** 保護の形式(保護手段)による機器の分類　135
  - **11.3.2** 使用目的(保護の程度)による機器の分類　135
  - **11.3.3** 漏れ電流の許容値　136
- **11.4** 治療機器の安全　137
  - **11.4.1** 除細動器　137
  - **11.4.2** レーザメス　137
- **11.5** システム安全　138
  - **11.5.1** 機器に対するシステム安全　138

12章 法医工学と人体損傷評価

- **12.1** 法科学とは　143
- **12.2** 人体損傷評価と法医工学　143
- **12.3** 機械的損傷の分類　143
- **12.4** ロードセルによる動的外力測定の問題点　144
- **12.5** 人体損傷評価用ロードセルの概要および動的校正　145
- **12.6** 鈍器による損傷の評価　146
  - **12.6.1** 鈍器による骨折リスク評価(鑑定)手順　146
  - **12.6.2** 参考データ①　骨折限度荷重　147
  - **12.6.3** 参考データ②　生体軟組織の緩衝性能　148
- **12.7** 有限要素法(コンピュータシミュレーション)による
  骨折リスク評価　149

索　引　151

1 バイオメカニクスと医工学

1.1 バイオメカニクスの概要

1.1.1 バイオメカニクスとは

目標
バイオメカニクスという言葉の意味を説明できる.

　バイオメカニクス（biomechanics）という言葉を分解すると，生体，生物の意の連結形である「bio-」を，力学，力とその効果を表す「mechanics」につけたものであることがわかる．よって，バイオメカニクスに対応する日本語訳は「生体力学」であり，その意味は「生物学的構造における力とその効果に関する学問」といったところである．

　しかし，いきなり「生物学的構造における力とその効果に関する学問」といわれてもピンとこないので，さらに①力，②生物学的構造，③力の効果，について意味を考えることにする．

① 力とは？
　　ニュートンの運動法則（$F=ma$）より 力 = 質量×加速度である．
② 生物学的構造とは？
　　植物，動物，人間，それ自体が生物学的構造であると同時に，骨格，筋，といったその一部もまた生物学的構造であるといえる．
③ 力の効果とは？
　　力の効果としては運動，変形，生物学的変化，傷害（の発生）といったものが挙げられる．

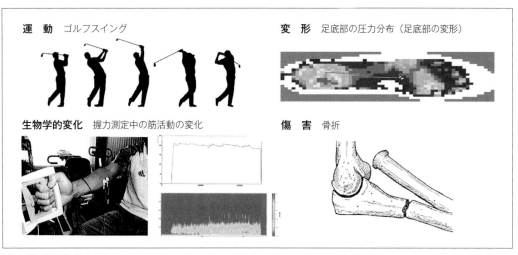

図 1.1 力の効果の例

表 1.1
バイオメカニクスの機械工学的分類

生体材料力学	生体組織そのものとそれに付随した人工物に関する材料力学
生体材料学	生体補綴などの治療を目的とした材料に関する工学
生体構造力学	筋骨格系および器官系の力学
生体機械力学	関節の力学,歩行の力学,義肢の力学,生体振動学,バイオトライボロジー(生体潤滑学)など
生体流体力学	循環器系および呼吸器系などの力学,生体液のレオロジー(バイオレオロジー),動物の推進運動の流体力学など
生体熱力学	体温調節系および生体筋の熱力学,一般生体系の非平衡熱力学,サーモグラフィ,加熱治療など

以上のとおりバイオメカニクスの守備範囲はあまりにも広いため,機械工学の用語を用いて便宜的に分類すると表 1.1 のとおりである.

上述のバイオメカニクスの諸分野を理解し,これを臨床的に,あるいは医療・福祉機器の開発に応用するためには,簡単な医学,生物学の知識はもとより,機械工学 4 力学(材料力学,機械力学,流体力学,熱力学),材料学,弾性力学,塑性力学,構造力学,レオロジー,計測学などの基礎的な知識が必要である.

なお,従来の医学・生物学では,生体を臓器・器官別に,しかも細胞や器官など階層別に研究する縦割のとらえ方が一般的であったが,バイオメカニクスにおいては,背景となる力学系の原理・理論を基盤にして生体を解析するため,個々の器官などにとらわれず,生体全般に共通する真実に対して,柔軟性のある横断的アプローチがしやすい特徴がある.

力学系の原理・理論に基づく生体の構造と機能の正しい理解は,生体をより深く理解するための大きな助けになるとともに,医学診断と治療,健康の維持,体力強化に役立つ.すなわち,バイオメカニクスは基礎医学や生物学のみならず,臨床医学やリハビリテーションなどの医療の現場,さらには法医学や科学捜査における人体損傷評価にとっても非常に重要である.

1.1.2 科学とバイオメカニクスの歴史

目 標
著名な科学者を例に挙げてバイオメカニクスの歴史を説明できる.

バイオメカニクスが大きく発展し始めたのは 1970 年代の米国においてである.全米にわたって高速自動車道が整備されるようになると,交通事故(衝突)の問題,とくに衝撃力の人体に及ぼす影響が大きな問題となってきたことが理由の一つである.この分野の研究はインパ

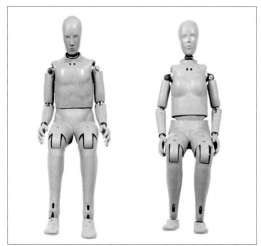
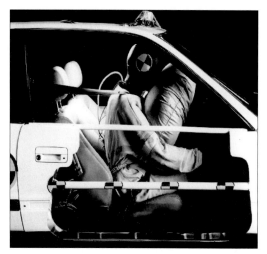

図 1.2（上図左）
自動車衝突用ダミー．
男性用（左）と女性用（右）

図 1.3（上図右）
エアバッグが開いた様子．

クトバイオメカニクスとして現在に至っており，自動車の安全性評価用ダミー（図1.2）の開発やエアバッグ（図1.3）などの安全装置の開発に貢献している．また，航空・宇宙産業の低迷により，それらにかかわっていた機械・航空関係の研究者，技術者が（予算を得ることが容易な）医療と関連の深いバイオメカニクス分野に流入してきたことも影響している．

しかし，実際にはずっと古い時代から生物を力学との関係で考えることに科学者の関心が向けられていた事実が存在する．科学者は最も身近にある人間，あるいはこれを含む生物一般に強い関心を抱いてきたし，物体の力学現象に対面し，これを利用してきたのである．

例えば Aristotles（384〜322BC）は，「Parts of Animals; Movements of Animals; Progression of Animals」のなかで，生体運動の記述を試みている．彼は解剖学と発生学にも関心をもち，心臓が生体の熱源，感情，思考の中心ととらえるとともに，大動脈を今日の医療分野で用いられている Aorta と命名した．

da Vinci（1452〜1519）は，「Notes on the Human Body」において，ヒトの運動を初めて系統的に観察した結果を述べている．彼は10人以上の解剖に立ち会い，心臓，血管，筋肉，骨などの詳細な解剖図を描くとともに，血液の逆流に伴って心臓弁が閉鎖することや，動脈壁内に動脈硬化が存在することを指摘している．

Galilei（1564〜1642）は，振子の周期の等時性を発見し，これを使ってヒトの脈拍数を正確に測定した．また，驚くべきことに，彼は骨を例として物体の強度設計の説明を行なっている（図1.5）．

Galilei の学生の一人で，後に幾何学者であり天文学者になった Borelli（1608〜1679）は，数学，物理学と解剖学の知識を背景に，運動，呼吸，消化などを力学過程としてとらえ，骨格筋の動きを解析する（図

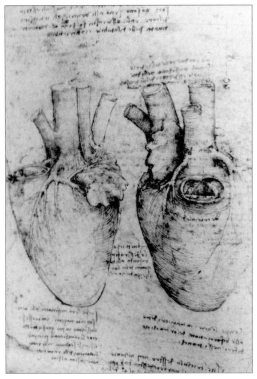
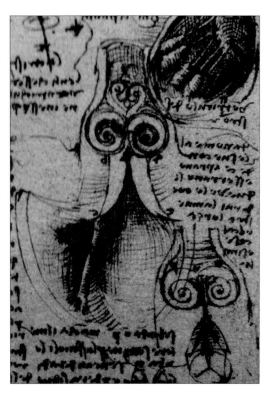

図 1.4
da Vinci の描いた心臓 (左) と心臓弁が巻き起こす渦 (右).

図 1.5
Galilei が強度設計の説明に用いた骨と拡大モデルの図.

1.6) とともに，心臓の拍動が内的あるいは外的神経の作用によるとして，心拍動の神経由来論を提案した．

ばねの伸びと力が比例関係にあるとするフックの法則を発見したHooke（1635-1703）は，この法則が金属や木材のみならず，毛髪，骨，筋肉などの生体材料に対してもあてはまると書いている．

ここではごく一部の紹介に留めるが，非常に多くの物理学者，化学者，数学者らが生体に関心をもち，そこから多くの貴重な現象や法則が発見されている．バイオメカニクスは古くて新しい分野だといえるのかもしれない．

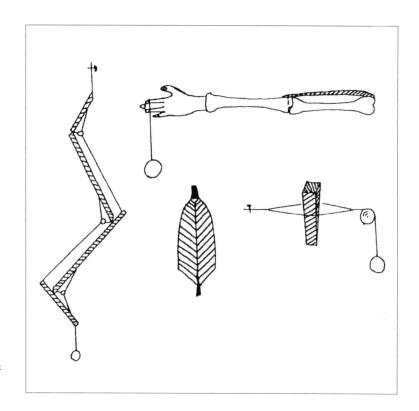

図 1.6
Borelli が筋肉の力学解析に使った図.

1.2 医工学の概要

1.2.1 医工学とは？

　医工学という言葉は近年，大学の学科名や研究機関の部署名にも用いられており，一般的な言葉となりつつある．しかし，専門家であっても，以前から用いられている医用工学（医用生体工学），医療工学といった言葉との差異を意識して使っていることは少ないように思われる．一体，これらの言葉に意味の違いはあるのだろうか？

1.2.2 医用工学とは

目　標
医用工学がどのように医学，工学と関係しているか説明できる．

　一般的に医用工学に含まれる分野として医用電子工学や医療工学が挙げられているため，医学と工学の融合分野の中でも，かなりの部分が医用工学の守備範囲であることがわかる．医用工学とは医学に工学的な理論や技術手法を導入することにより科学化を図ろうとするばかりでなく，疾病の予防・早期発見からリハビリテーションに至るあらゆる医療にわたって定量性，客観性，再現性，計画性，予測性を提供

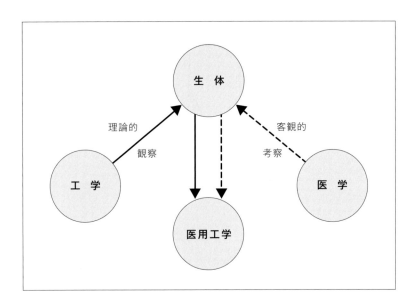

図 1.7
医用工学の位置付け.

する役割を担っている．さらに最近では，患者監視システム，看護支援システム，電子カルテ，ロボット手術，手術支援システムなど，コンピュータの利用が不可欠となり，ますます工学の役割が重要になってきている．

しかし，医用工学は医療に役立つべく一方的に医学に貢献しているのではなく，医学と工学の境界領域に位置する学問なのである．

医用工学は，工学の立場からは生体を理論的に理解し，医学の立場からは生体を客観的に眺めることによって両者を融合することで成り立っている（図1.7）．したがって医用工学は医学と工学のそれぞれの学問分野に立脚し，生体を介して結合する学問であり，両者の中間に位置する独立した専門の学問ではない．この認識が異なった分野から得た知識を生体計測に適応し，有効な治療へと発展する原動力となりうる．

一方，生体のもつ優れた機能やシステムを工学に反映させるなど，医学や生物学の概念や知識を工学に導入し，応用を図る領域を生体工学（biological engineering）と呼んでいる．この生体工学と医用工学は不可分の関係にあることから，両者を併せて医用生体工学という名称が広く使われている．医用工学をME，医用生体工学をBMEと区別して用いる場合もあるが，両者を併せて単にMEと呼ぶ場合が多い．ME領域の概念をME技術とそれを支える基本技術との関係で表すと図1.8となる．基礎となる基本技術の背景には当然ながら物理学，数学，生物学，化学などの学問体系が備わっていることが前提である．近年，整形外科領域での手術支援システムやインプラントの最適形状設計など，基礎となる学問の中で機械工学（材料力学，流体力学，機械力学など）の重要性が増している．

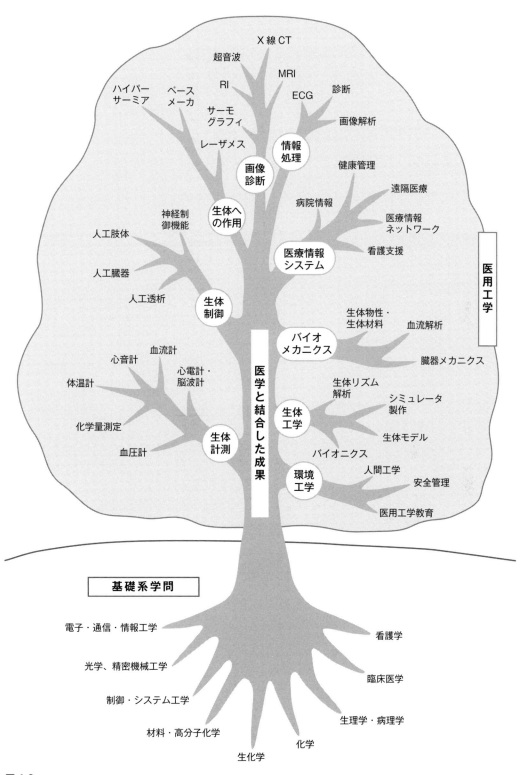

図 1.8
医用工学の構成.

1.2.3 医工学の5分類

目標
医工学の5分類を説明できる.

前項で医用工学が医学,工学の融合範囲の大部分を含んでいることを示した.それでは,医用工学と医工学の関係はどうであろうか.そもそも,最近になって用いられるようになった『医工学』という用語の意味は,明確に規定されていないように見受けられる.実際的には,多くの専門家が医工学＝医用工学として用いているが,厳密には医工学＞医用工学とした方が説明しやすい領域がある.私が以前所属していた国立長寿医療研究センター長寿医療工学研究部では,医工学の領域を5つに分類して整理していたので,参考として表1.2に示す.

表 1.2
医工学の5分類

分類	カテゴリー	概要
1	臨床問題への工学的アプローチ	・医療現場がもっているニーズへ工学的に対応 ・応用までの時間が早い ・工学的には目新しい技術である必要はない ・普及はアウトカムとニーズのマッチング
2	工学シーズの医療応用	・新しい工学技術の医療現場への応用 ・ターゲットへ提供する形態が最良である必要がある ・一般的に応用で苦労する
3	工学技術が医療シーズを創成	・レントゲンのように今までなかった療養・介入のためのツールを提供 ・応用で苦労する
4	医療・工学の他分野への応用	・他分野がもっているニーズに医療と工学の複合的な知見を用いて対応 ・法科学における凶器の殺傷力評価など
5	工学的課題から生理学的アウトカム（成果）	・ほとんど工学的技術だが,アウトカムで生理的な副産物がでる場合 ・自動車ドライバーのモニタリング技術から副次的に新たな診断技術が開発されるなど

分類1～3に関しては完全に従来の医用工学の範疇であるが,分類4と分類5に関しては従来の医用工学には含まれない領域が存在している.本講座（本テキスト）では折に触れて分類4,分類5に分類される医工学技術に関しても紹介する.

1.2.4 医工学の行き着く先は？

目標
医工学の目的を討論できる.

医工学の目指す理想とはなんだろうか？ 先天性の心臓病患者に完璧な人工心臓を提供したい.全身麻痺の患者でも自由に操作できる電

動車いすを作りたい．さらに進むと，絶対に事故が起こらない自動運転自動車だけの交通環境を実現したい．（凶悪事件の）被疑者の記憶を正確に読み取る装置を開発したい．医工学は非常に大きな可能性を秘めた分野であるだけに，際限なく高い目標設定が可能である．しかし，それらの目標が実現されたときに，ヒトは今より幸せになれるだろうか？

以下に，高齢化社会などの老人問題をテーマに制作され1991年に公開されたSFアニメーション『老人Z』（原作・脚本：大友克洋,監督：北久保弘之）を簡単に紹介する．公開当時，SFとして純粋に楽しまれた作品であるが，今になると際限なく進歩する医工学技術に対する警鐘のようにも思える．

老人Z概要

主人公のハルコは看護学生であり高沢老人の介護をボランティアで行っていた．その後，高沢が最新型介護ロボット「Z-001号機」のモニターに選ばれたことで，高沢の介護を外れることになる．数日後，介護装置Z-001号機の発表会に駆けつけたハルコは最新の介護ロボットに世話をされる高沢の姿を目にする．人工知能付きロボットであるZは食事から排泄まであらゆる世話をしてくれるが，彼女には高沢が幸せだとは感じられなかった．そこで，ハルコは高沢を救出しようとするが一度は失敗し，実習先で知り合った老人ハッカーらに助けを求める．そして・・・
※ https://www.youtube.com/watch?v=u7NV-3OOOEo

Z-001号機

作中に出てくる「Z-001号機」は，最新型介護ロボットである．厚生省（現厚生労働省）が高齢化による介護施設や介護人材の不足を解消する対策として考案した（開発した）という設定になっている．身体がピッタリ収納されるベッド型で介護者が寝たままで入浴，食事，排泄，健康診断等が可能である．さらに，娯楽装置も兼ね備えており，テレビ，電話，パソコンが付属されていて，ウォーキングなどの軽い運動や友人たちと会話もできるため退屈もしないといわれている．

生活の中のあらゆることを機械がサポートすることで，事故や病気で苦しむこともなく，インターネットやテレビを毎日楽しみ，だれでも長生きできる社会を実現することが医工学の目標だろうか？ ひきかえに『人間らしいミスを犯す権利』『事故を起こすかもしれない行動をとる権利』といったものを全て失うとしたら・・・

本講座の受講生（本テキストの読者）の皆さんが素敵な答えを出すことを楽しみにしています．

■ 参考文献 ■

1) 日本機械学会編："生体力学", オーム社 (1991).
2) 菅原基晃：医用電子と生体工学, **19** (7): 511-517, (1981).
3) 伊藤安海, 根本哲也, 小倉崇生：実験力学, **12** (2): 119-122, (2012).
4) 林 紘三郎："バイオメカニクス概説" (日本機械学会 編), p.9-12, オーム社 (1993).
5) Contini R., Drillis, R.: "Applied Mechanics Surveys" (Ed. Abramson, H.N.,), p.161-172, Sparton Books (1966).
6) Garrison, F. H.: "An Introduction to the History of Medicine", 4th Ed., W. B. Saunders (1929).
7) レオナルド・ダ・ヴィンチ (杉浦明平 訳)："レオナルド・ダ・ヴィンチの手記 下 (岩波文庫)", 岩波書店 (1958).
8) ガリレオ・ガリレイ (今野武雄, 日田節次 訳)："新科学対話 上 (岩波文庫)", 岩波書店 (1937).
9) Hall, A. R.: "From Galileo to Newton", p.175-215, Dover (1981).
10) S. P. チモシェンコ (川口昌宏 訳)：ロバート・フック, "材料力学史", 16-19, 鹿島出版会 (1974).

2 医工学の基礎となるバイオメカニクス

2.1 骨の力学特性

成人の体内には約200本の骨が存在し，負荷を支持する機能を有しているとともに，構造体の骨組みとしての役割も担っている．骨は近似的にフックの法則が適用できるなど，力学的取り扱いが容易な生体組織であるため，物理学や工学の研究対象となることが多い．

2.1.1 骨の構造

目標
巨視的および微視的に骨の構造を説明できる．

巨視的にみた場合，骨は表層にある皮質骨あるいは緻密骨と呼ばれる密な骨と，内部にある骨梁（こつりょう）と呼ばれる短い小柱（しょうちゅう）でできた海綿骨あるいは柱状骨と呼ばれるスポンジ状の骨の2つから構成されている（図2.1）．上腕骨，大腿骨といった長骨では，これらの図でもわかるように，骨幹部の内部には骨がほとんどなく，中空状になっている．小柱そのものの密度は皮質骨と同じで1.85〜2.00 g/cm³ であるが，海綿骨を全体としてみた時の見掛けの密度は0.15〜1.00 g/cm³ である．

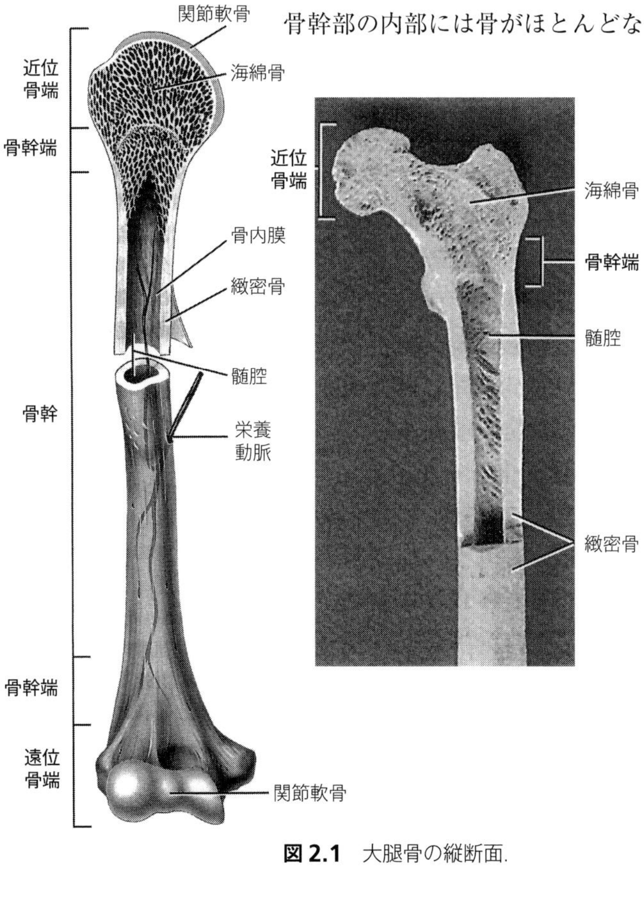

成人の皮質骨を微視的にみた場合，図2.2に示すように，材料は同じであるが構造が異なる層状骨とハバース骨から構成され，いずれもコラーゲン線維とアパタイト結晶（おもな成分はリン酸カルシウム）からなり，それらの間に骨細胞が存在する．

層状骨は，10〜20mmの長さの比較的密な層と粗な層が，主として骨の外層や内層に円筒状に配列している（図2.2）．ハバース骨は，コラーゲン線維とアパタイト結晶が巧みに配列したオステオンと呼ばれる骨単位でできている（図2.3）．大腿骨内のオステオ

図2.1 大腿骨の縦断面．

ンの直径はヒトで約 185μm, イヌで 148μm 程度であり, 断面積に占める割合はそれぞれ 51.6%, 29.0% 程度である. いずれの骨組織も, 100μm 以内に存在する血管によって養われているが, 層状骨に比べてハバース骨では, 循環システムの効率が悪く, 機械的強度も低いとされており, 年齢とともにハバース骨の割合が増加する.

骨組織はおおむね水分, アパタイト結晶の無機質（ミネラル）, コラーゲンなどの有機物をそれぞれ 1/3 ずつ含む組成になっている. このように多量の水分を含むため, 骨の機械的性質を調べる際には試料が乾燥しないように注意が必要である. また, 骨はきわめて不均質な材料であり, 微細構造が方向性をもっているので, 力学的性質は著しい異方性を示す.

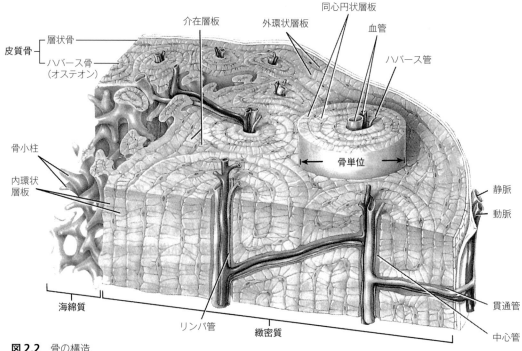

図 2.2 骨の構造.

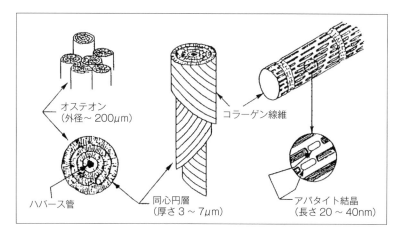

図 2.3 骨のミクロ構造[1].

2.1.2 骨の応力-ひずみ関係

目標

骨の応力-ひずみ関係に及ぼすひずみ速度の影響を説明できる．

　図 2.4 に，異なるひずみ速度で圧縮試験して得られた，ヒト大腿骨皮質骨の長軸方向の応力-ひずみ関係を示す．ひずみ速度が速いほど弾性係数と強度が高くなっており，明確なひずみ速度依存性がみられる．骨はゆっくりとした歩行の際には 0.001/s の，激しい活動の際には 0.01/s のひずみ速度で変形していることが知られており，日常活動における骨の弾性係数変化は 15% 程度である．

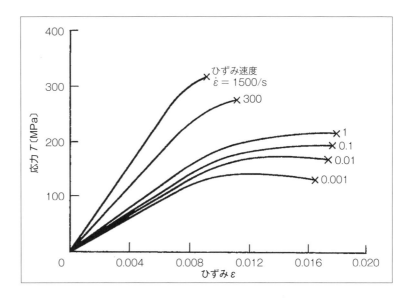

図 2.4
ヒト大腿骨皮質骨の応力-ひずみ曲線[3]．

　Hight らは，このような骨の応力-ひずみ関係のひずみ速度依存性を記述するのに，Ramberg-Osgood の式が適当であるとして次式を提案している．

$$\varepsilon = \frac{\sigma}{c\dot{\varepsilon}^d} + a\sigma^n \dot{\varepsilon}^b \tag{2.1}$$

ここで，c, d, a, n, b は係数であって，上述のヒト大腿骨に関する圧縮試験結果や Wood のヒト頭蓋骨に関する引張試験結果にこの式を適用し，d の値としてほぼ 0.06（0.06 乗則）が得られている．

　係数の a の値は他に比べて極めて小さいので，通常の生理的な状況では式 (2.1) の第 2 項は省略でき

$$\varepsilon = \frac{\sigma}{c\dot{\varepsilon}^d} \tag{2.2}$$

あるいは

$$E = \frac{\sigma}{\varepsilon} = c\dot{\varepsilon}^d \tag{2.3}$$

と表すことができる．

2.1.3 骨の力学モデルと弾性定数

目標

骨を複合材料として扱い，弾性定数を算出できる．

初期には骨は単純な弾性体とみなされていたが，その後，骨を複合材料とみなす力学モデルが現れた．すなわち，図2.5のようにコラーゲンが鉄筋に，アパタイトがセメントに対応しており，引張応力はコラーゲン，圧縮応力はアパタイトで受けているというモデルである．しかし，骨の引張強度／圧縮強度の比が鉄筋コンクリートに比べて著しく高く，単純な複合則が成り立たないという事実を，このモデルでは説明できない．

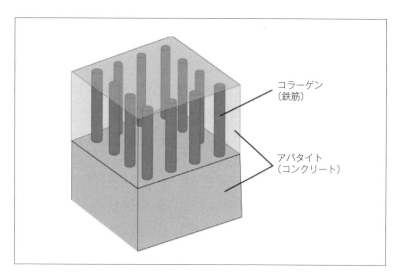

図 2.5
骨を鉄筋コンクリートにみたてたイメージ．

現在では，骨を「繊維強化複合材料」であるとする理論が主流である．これは長さ約 2800Å のコラーゲンに，長さ約 500Å のアパタイトが付着して配向しており，引張りに弱い（ぜい性の）アパタイトから発生したマイクロクラックは，弾性率の低いコラーゲンでその進展が阻止され，結果的に引張りに対する強度が増大するという理論である．

アパタイト中に発生する微小き裂のほかに，骨中には多くの孔または欠陥（例えば血管やVolkman管など）の応力集中源が存在するが，これらの応力集中源はフレキシビリティが高く，外力に対して応力集中を最小限にするように変形するといわれている（図2.2）．

複合材料の弾性率推定には，構成要素の体積分率と各要素の弾性率が重要である．Currey はアパタイトの弾性率を $E = 17600 kg/mm^2$ と推定しているが，実際の弾性率は 700〜800 kg/mm^2（Sweeney）になる．これはミネラル相の中にも変形しやすい空孔（欠陥）が多数存在し，見掛けの弾性率を低下させていることを示す．

一方，骨の有機相（99%はコラーゲン）の引張弾性率は約 150 kg/mm^2 である．弾性率が E_1 で体積分率 V_1 の第一相とそれぞれ E_2, V_2 で定められた第二相が荷重方向に対して並列に並んだ複合材料の弾性

率は結合則により，

$$E_V = E_1V_1 + E_2V_2 \tag{2.4}$$

で表される．このような材料結合を Voigt 結合といい，2 種類の材料から成る二相系複合材料の弾性率の上限を与える．これに対し，2 成分を直列に結合した場合，これをロイス（Reuss）結合といい，その見掛け上の弾性率は，

$$\frac{1}{E_R} = \frac{V_1}{E_1} + \frac{V_2}{E_2} \tag{2.5}$$

となり，二相系複合材料の弾性率の下限を与える．体積分率 X の Voigt 要素と体積分率 $1-X$ の Reuss 要素を直列に結合するとハーシュ（Hirsh）モデルとなり，その弾性率 E_H はこれら前二者の弾性率の中間の値をとる（図 2.6）．

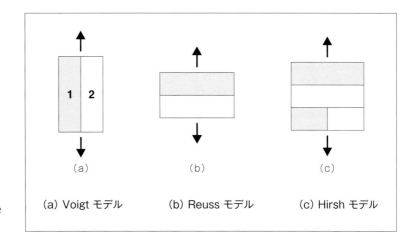

図 2.6
複合材料の典型的な力学モデル．

(a) Voigt モデル　　(b) Reuss モデル　　(c) Hirsh モデル

$$\frac{1}{E_H} = \frac{X}{E_V} + \frac{1-X}{E_R} \tag{2.6}$$

Piekarski の計算によれば，65% のミネラルを含む緻密骨の場合，Voigt 結合では $E_V = 7500\mathrm{kg/mm^2}$，Reuss 結合では $E_R = 400\mathrm{kg/mm^2}$ となり，実際の弾性率はこれらの間の値をとる．

2.1.4 弾性率の異方性

目標

骨の弾性率はどの程度異方性をもつか説明できる．

骨の異方性は多くの場合，一軸配向で横等方性 (軸と直交する方向については等方性) として測定されている．これは結晶学的に六方晶系に属し，独立な定数は 5 個である．Katz ら（1971）が超音波を用いて測定したウシの指骨および大腿骨の弾性率の測定結果を表 2.1 に示す．表中で添え字 0, 45, 90 はそれぞれ骨軸からの角度を示し，肩符号 V は Voigt モデル，R は Reuss モデルによる計算結果を示す．

単位〔× 10^{10} N/m² = GPa〕

表 2.1
ウシの指骨および大腿骨の0°（骨軸），45°，90°（横方向）の超音波弾性率[11].

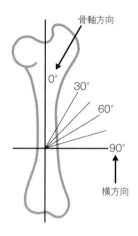

弾性率	記号	乾燥指骨	湿潤指骨	乾燥大腿骨
ヤング率	E_0	3.06	2.20	2.60
	E^V	1.94	1.41	2.03
	E_{45}	1.93	1.41	2.10
	E^R	1.82	1.31	1.99
	E_{90}	1.60	1.13	1.80
体積弾性率	K^V	1.55	1.62	1.62
	K	1.45	1.54	1.58
	K^R	1.45	1.54	1.58
せん断弾性率	G_0	0.750	0.540	0.820
	G^V	0.750	0.519	0.820
	G_{45}	0.743	0.507	0.788
	G^R	0.707	0.483	0.771
	G_{90}	0.657	0.446	0.743

※注　一般に静的な引張弾性率より超音波などの動的弾性率の方が大きい．

カルシウム不足が骨を弱める！① 　1日のカルシウムの出入り

カルシウムは，細胞のさまざまな活動に重要なかかわりをもつ物質であるため，つねに血液中でほぼ一定の濃度に保たれている．骨は血液のカルシウム貯蔵庫であり，食物から摂るカルシウムが不足して，血中カルシウム濃度が低下すると，骨からカルシウムを取り出して補充される．

1日に約300 mgのカルシウムは血液から尿や便の中に排出される．これを補うために，私たちは食物からカルシウムを摂る必要がある．腸で体内に吸収されるのは，食べた分の50%程度とされるので，1日に600 mgのカルシウムを摂取する必要がある．

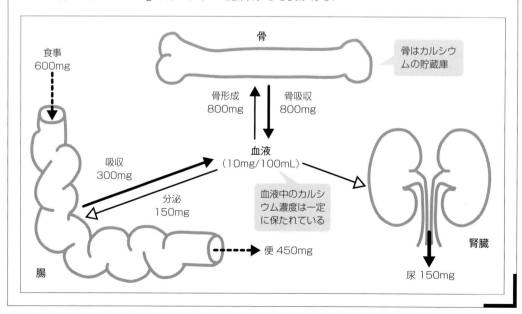

カルシウム不足が骨を弱める！② 骨量の減る原因

腸におけるカルシウム吸収に重要な働きをするのがビタミン D_3 である．ビタミン D_3 はそのままでは作用せず，肝臓と腎臓で活性型に変化して初めて効果を発揮する．

歳をとるとビタミン D_3 を活性型に変える腎臓の働きが低下するため，活性型ビタミン D_3 が不足してくる．すると，腸でカルシウムをうまく吸収できず，カルシウム不足により骨の分解が進んでしまうため，骨粗鬆症が起こるのである．

女性はとくに閉経後，骨粗鬆症になりやすい．閉経後は卵巣のつくる女性ホルモンが急激に減少するため，骨の形成と分解のバランスがくずれて，骨粗鬆症になると考えられている．

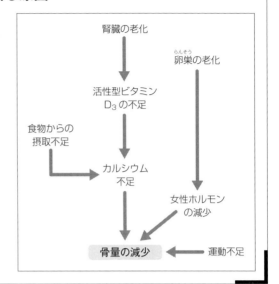

2.1.5 骨損傷の力学

目標
骨折の種類とその発生メカニズムを説明できる．

一般的な骨折の分類を図 2.7 に示す．外力の種類，大きさ，作用方向，速度や筋・骨格の状態などによって骨折の種類も変わってくる．そのため，外力の作用するメカニズムを知ることは，治療上・予防上の重要なポイントとなる．

若木骨折は，骨の片面にき裂が進展し他面は曲がっているが比較的連続性が保たれているもので，成人の骨より骨折しやすく，柔軟性やエネルギー吸収能の高い小児に発生するものである．粉砕骨折は外傷時のエネルギーが大きい場合に発生する．破壊の状況は，き裂経路によって決まる．き裂経路は，き裂先端の応力状態，材料の総合エネルギー，エネルギー散逸度，異方性，均一性などにより左右される．外部エネルギーが小さいか，骨の延性が強い場合，き裂の伝播方向は最大応力方向と直交して速度も低い．き裂伝播速度が上昇すると，き裂経路はこの方向から離れ，複数の亀裂が現れる．これが粉砕骨折である．

大部分の骨折は直達外力（直接的外力）であれ，介達外力（間接的外力）であれ，通常は引張力によって生ずる．骨折を引き起こす力には屈曲力，ねじり，衝撃圧迫など多様な形態が存在するが，ここでは屈曲力による骨折（転倒による大腿骨頸部骨折がその典型）を考えてみよう．

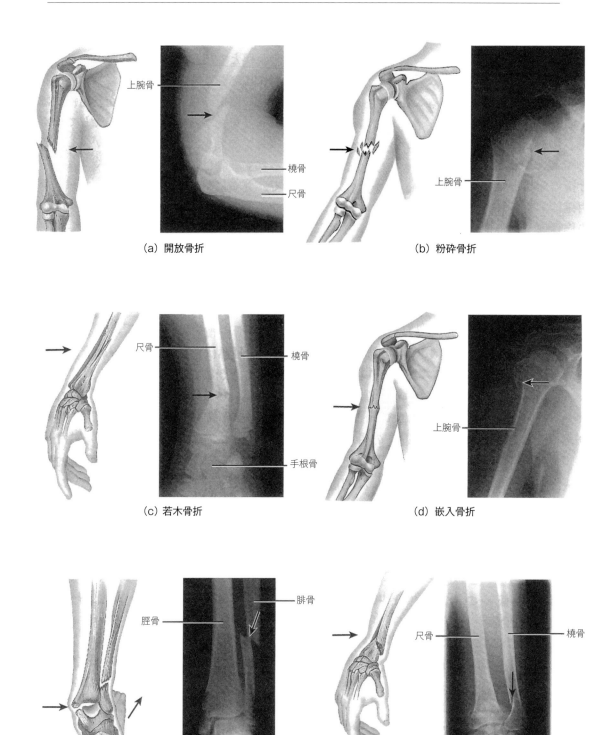

図 2.7 骨折の分類.

長骨に作用したモーメントをM，中立軸からの距離をy，断面二次モーメントをIとすると，骨の最外層の張力が骨の曲げ強さσ_B以上になったとき，すなわち，

$$\frac{My}{I} > \sigma_B \tag{2.7}$$

でき裂が発生し，表面に垂直方向に内部に伝播して，臨床的にも骨折が認められる状態となる．骨軸方向の引張力のみによって，き裂が適当な速度で伝播した場合，横骨折（骨折線が骨を横切る）の形をとる．

臨床的によくみられる転倒の際の下腿骨，大腿骨頸部骨折について，モーメントと応力を計算してみよう．図2.8のように，右足関節や右足を雪の中に突っ込むなどして固定された状態で，左足を滑らせて転倒したとする．このときの曲げモーメントは$W-W_L$（体重から右足の重量を引いた値）とd（重心と下腿との距離）との積

$$M = (W - W_L)d \tag{2.8}$$

で与えられる．骨折機転には断面積の小さな腓骨は無視するとして，丸棒とみなした脛骨の最小断面は下端から1/3近位であり，その直径は約2cmである．断面係数Zおよび長骨の破壊応力は，

$$\left.\begin{array}{l} Z = \dfrac{I}{y} = \dfrac{\pi a^3}{4} = 0.78\text{cm}^3 \\[6pt] \sigma_B \fallingdotseq 2000\text{kg/cm}^2 \end{array}\right\} \tag{2.9}$$

したがって骨折モーメントは，

$$M = (W - W_L)d > 1560 \text{kg}\cdot\text{cm} \tag{2.10}$$

これは，$W - W_L = 65$kgの人が，体の重心と固定された足の距離が24cmの状態に倒れ掛かった場合，下腿骨骨折が発生することを示している．

大腿骨頸部骨折も屈曲力による骨折の典型であり，Frankel（1960）らは頸部への合力Rの方向（頸部軸に平行な力Nと垂直な力P）の状態により骨折部が変化することを明らかにした（図2.9）．N/P比が高い場合は骨頭下骨折，低い場合には頸部骨折，中間の場合は骨棘を伴った骨頭下骨折を生じた．また，大腿骨頸部骨折に要するエネルギーは実験的に60kg・cmで，50kgの体重の人が転倒した際に生ずる運動エネルギーは，重心が86cmのところから10cmに下がるとすると3800kg・cmにも達するが，普通には四肢の軟部組織や床表面などによってこのエネルギーは大部分吸収されるため，骨折を防いでいる．とくに，筋肉の収縮によるエネルギー分散（骨にかかる応力の分散）の役割は大きい．防御姿勢ができないと，骨近位部と床面は直接衝突

することになる．それを防ぐためには，神経筋の活動が十分に働いていなければならず，糖尿病，片麻痺，リウマチなどの疾患で大腿骨頸部骨折が多発するのは，神経筋の機構の異常とも考えられる．

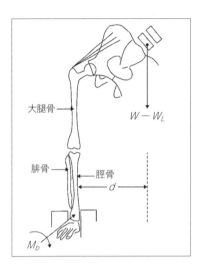
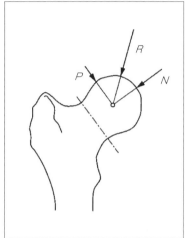

図 2.8（左）
転倒により下腿骨に作用する力とモーメント（立石哲也："バイオメカニクス"オーム社（2010）を描き改める）．

図 2.9（右）
大腿骨頸部に作用する力の分解（図2.8に同じ）．

骨量が減少し骨粗鬆症になる　年齢と骨の量の変化

　骨粗鬆症患者の骨を調べると，太さは変わらないが骨量（単位体積あたりの骨の重さ）が減って，中がスカスカになっている．実は，骨量は30歳代をピークにだれでも加齢とともに減少する．そして，骨量がある値以下になると骨粗鬆症という病名がつくことになる．女性は男性に比べて骨粗鬆症になりやすい．

　骨の素材はコラーゲンとアパタイトであることは前に述べた．これらの骨の素材をつくる細胞が骨芽細胞で，骨を壊す細胞が破骨細胞である．この2種類の細胞がうまく働いて，骨はたえずつくられる一方で，壊され，入れ替わっている．

　しかし，加齢とともに，この骨をつくる速さと壊す速さのバランスが崩れ，骨粗鬆症になるのである．バランスを崩す原因には，カルシウムの不足，女性ホルモンの減少，運動不足などがある．

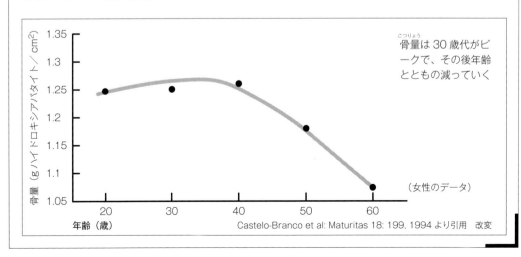

2.2 関節のバイオメカニクス

ここでは膝関節を中心に，ヒトの関節の構造と機能を解説する．

2.2.1 膝関節のキネマティクス

目標

ロールバックとスクリューホーム運動を説明できる．

膝関節のキネマティクスではロールバックとスクリューホーム運動が重要となる．ロールバックとは膝屈曲とともに大腿骨が脛骨上を転がって後方移動する現象をいう．図 2.10 で (a) のような純粋滑りの場合，図中の矢印の個所で大腿骨が脛骨後縁に突き当たり（このような現象をインピンジという），それ以上は膝が屈曲できない．一方，(c) のような純粋転がりの場合，膝屈曲が進むと大腿骨は脛骨面上を外れてしまうことになる．結局，大腿骨と脛骨の相対運動は (b) のように滑りと転がりが混在した運動である．インピンジや脱臼を避けて膝を深く屈曲させるには適度なロールバックが必要である．

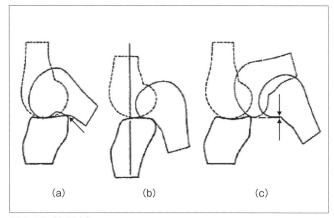
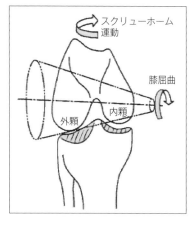

図 2.10（上図左）
ロールバック[16]．

図 2.11（上図右）
スクリューホーム運動（佐藤正明："バイオメカニクスの最前線" 共立出版 (2013) を描き改める）．

スクリューホーム運動とは膝の屈曲・伸展に伴って付随的に生じる大腿・下腿間の回旋現象のことである．大腿骨外側顆は内側顆より球面半径が大きいため，膝屈曲に伴って大腿骨が脛骨面上を転がる際，外側顆は内側顆より多く後退する．その結果，図 2.11 に示すように，大腿骨は脛骨に対して外旋する．このことは，膝伸展位で約 20° 外方を向いていた足のつま先が，膝 90° 屈曲位で前方を向くことで確かめられる．

2.2.2 筋・靭帯の協調作用

目標

膝関節を例にとって筋・靭帯の協調作用を説明できる．

関節接触部の適合性が悪いにも関わらず膝関節が安定した運動を行えるのは，筋・靭帯や半月板などの軟組織の働きによる．この中で，

大腿四頭筋（大腿直筋）とハムストリングスはそれぞれ膝の屈曲，伸展という相反する運動をつかさどる筋（拮抗筋）であるにも関わらず，膝の屈曲，伸展を問わず常に共同収縮することが知られている．Lombard のパラドックス説によると，拮抗筋である大腿直筋とハムストリングスが同時に収縮するのは，椅子座位やしゃがみ込みから立ち上がる際，股関節と膝関節を同時に伸展させるためである．

図 2.12 に示すように，大腿直筋とハムストリングスは股関節と膝関節にまたがっているため二関節筋と呼ばれており，大腿直筋の収縮は股関節を屈曲させると同時に膝関節を進展させ，ハムストリングスの収縮は股関節を伸展させると同時に膝関節を屈曲させる．ここで，股関節回りのモーメントアームの長さについては，図 2.12 に示すように，ハムストリングス付着部と股関節中心間の距離 a はハムストリングス付着部と股関節中心間の距離 b より大きいため，仮に大腿直筋とハムストリングスが同一張力を発生した場合，モーメントアーム長の差によって股関節は伸展する．同様に，膝関節についてもモーメントアーム長 c, d の間に $c < d$ の関係が成り立つため，大腿直筋とハムストリングスの同時収縮で膝関節は伸展する．股関節が伸展するとは，大腿直筋を介して膝関節をも伸展させることを意味し，膝関節が伸展することは，ハムストリングスを介して股関節をも伸展させることを意味している．

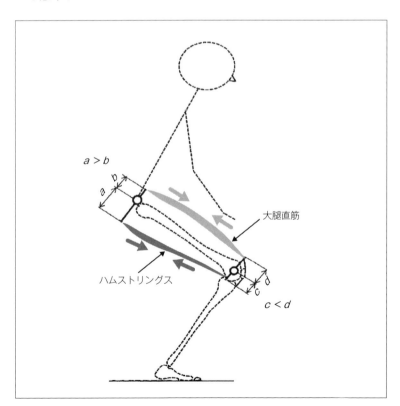

図 2.12
Lombard のパラドックス
（図 2.11 に同じ）．

図 2.13 は，大腿四頭筋の収縮（厳密には膝蓋腱張力）により，膝屈曲角度が小さい間は脛骨の前方移動が生じ，膝屈曲角度が大きくなると脛骨の後方移動が生じる理由をベクトルで示した図である．図 2.13 (a) のように膝屈曲角が小さい間は，大腿四頭筋力（膝蓋腱力）P_F の水平成分 F_A は脛骨を前方へ引き出し，(b) のように屈曲角が大きくなると，P_F の水平成分 F_P は脛骨を後方へ引き戻す．一方，ハムストリングス筋力については，膝屈曲角のいかんに関わらず，その水平成分 H_P は常に脛骨を後方へ引き戻すように働く．

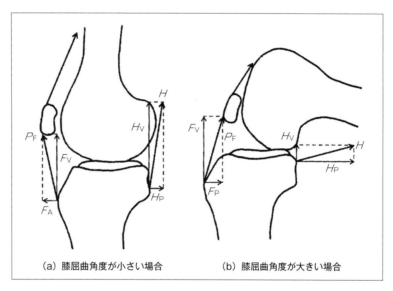

図 2.13
大腿四頭筋張力と脛骨前後動の関係[19]．

（a）膝屈曲角度が小さい場合　　（b）膝屈曲角度が大きい場合

図 2.13 の関係を基に，大腿四頭筋とハムストリングスの共同収縮で，大腿・脛骨間の前後移動が抑制される理由を考察する．

図 2.14 において①大腿四頭筋の収縮により，②脛骨が伸展する際（膝屈曲角度が小さい場合），③脛骨の前方移動が生じ，これに伴って④ACL（前十字靱帯）が引き伸ばされる．このとき，⑤ハムストリングスが共同収縮するならば，⑥脛骨の後方引き戻しが行われる．結果的に④の ACL 伸長も抑制される．

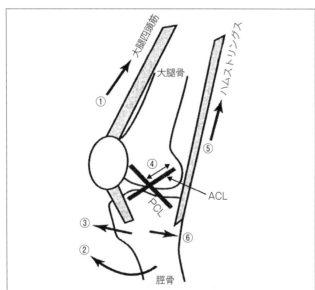

図 2.14
筋・靱帯の共同作用と脛骨前後動[20]．

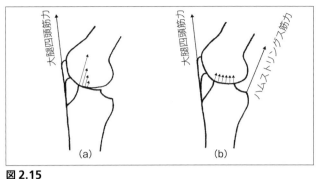

図 2.15
拮抗筋の共同収縮による関節面圧の均一化[21].

大腿四頭筋とハムストリングスの共同収縮は，図 2.15 に示すように，関節面の部分的な浮き上がり（リフトオフ）を防ぎ，接触圧低減を図る上でも有効である．An らは肘関節のモデル解析で，主動筋のみの収縮では関節接触部に応力集中を生じるが，拮抗筋の共同収縮で（接触力はむしろ増大しているにも関わらず）接触部が均一化し，接触応力が低減したとの結果を得ている．

2.2.3 関節の潤滑

目標

関節における潤滑のメカニズムを4種類説明できる．

（牧川方昭・吉田正樹："運動のバイオメカニクス－運動のメカニズムのハードウェアとソフトウェア"，コロナ社（2008）を描き改める．）

潤滑には大きく分けて境界潤滑と流体潤滑があり，関節の潤滑にもこの2種類が存在するといわれている．図 2.16（a）に示す境界潤滑の場合，滑液に含まれるヒアルロン酸タンパク複合体が相対する関節軟骨の表面に吸着され，ヒアルロン酸同士が潤滑を担う．同時にヒアルロン酸は関節軟骨の摩耗を防ぐ働きも担う．流体潤滑の場合，潤滑剤が薄い流体膜を形成し，これが2つの軟骨の直接の接触を防ぐ働きをする．流体潤滑には図 2.16（b）の静水圧潤滑（関節面の遅い滑り運動の場合に発生）と動的流体潤滑（速い滑り運動時に発生）があり，動的流体潤滑にはさらに図 2.16（c）のくさび膜潤滑と図 2.16（d）のしぼり膜潤滑がある．関節運動において，これら境界潤滑と流体潤滑の2つの潤滑がどのような条件下で優位となるかは必ずしも明らかではないが，速い関節面での滑り運動は流体潤滑を生み出し，遅い滑り運動の場合は境界潤滑と流体潤滑の両方が潤滑に寄与していると考えられている．

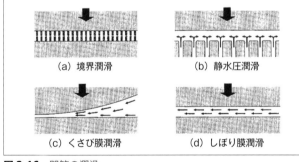

図 2.16 関節の潤滑．

2.2.4 関節に働く荷重の計算

目標

関節に働く荷重を力学モデルで計算できる．

関節のバイオメカニクスでは関節に働く荷重の値を正確に知ることが重要であり，この値を基に関節の治療や手術あるいは人工関節の設計が行われる．

しかし，生体内の関節接触力や接触応力を直接計測できる非侵襲的な方法は存在せず，これらの値は切断肢を用いた計測や力学モデルに

よる計算で求めなければならない．ただし，力学モデル式の導出過程では多くの仮説が必要であり，正確なモデルパラメータ値が求められないなどの問題もあり，関節力の計算は容易ではない．表 2.2 はさまざまな下肢運動において膝関節にかかる荷重の計算結果をまとめた1例であり，研究者によって値が大きく異なることがわかる．

表 2.2
さまざまな下肢運動で膝関節にかかる荷重[24]．

対象動作	報告者	BW
平地歩行	Seireg (1973)	7.1
	Paul (1965)	2.7 ~ 4.3
	Morrison (1970)	2.1 ~ 4.0
	Komistek (2005)	2.1 ~ 3.4
	Wimmer & Andriacchi (1997)	3.3
階段昇り	Taylor (2001)	2.8
	Paul (1965)	4.4
階段降り	Taylor (2001)	3.1
	Paul (1965)	4.9
斜面上り	Paul (1965)	3.7
斜面下り	Paul (1965)	4.4
しゃがみ込みからの立ち上がり	Dalkvist (1982)	5.1
直立姿勢からのしゃがみ込み	Dalkvist (1982)	5.4

※ BW：Body Weight

切断肢を用いた *in vitro* 実験では，外力負荷と関節力の関係を求めることはできるが，生体内で生ずる内力値までは求められない．身体各部の質量，重心位置，慣性モーメントなどのパラメータ値は，死体を切断して実測したデータから回帰的に推定する方法が用いられている．

力学モデルによる計算法は次の 2 種類に大別される．第一は，身体を適当な体分節（リンク）に分解し，剛体リンクで構成した後，関節部に相当するリンク継手にかかる荷重を計算する方法である．この方法はリンクモデルと呼ばれ，一般に二次元モデルが多い．第二は，特定の関節を対象に構成要素の幾何学的形状や物性値までを考慮した複雑な三次元モデルを作成して力学解析を行う方法であり，有限要素法はその代表例である．ただし，第二の場合も入力データが実験で求まらない場合はリンクモデルの計算結果を入力データとして用いることになる．

リンクモデルはさらに，フリーボディダイアグラム法と筋力モデル法に分けられる．フリーボディダイアグラム法は，身体を構成するリンクごとに力とモーメントの釣り合い式を立て，全てのリンクに関する式を連立させて解く方法である．図2.17は下肢リンクモデルにおける下腿リンクの例を示す．

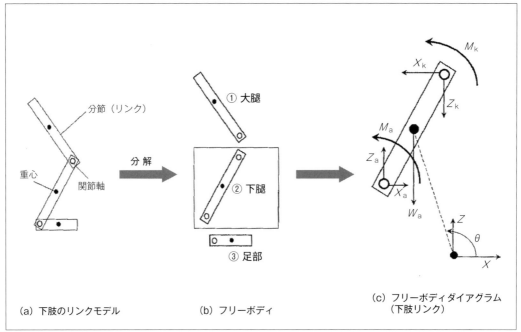

図 2.17
下腿リンクモデルとフリーボディダイアグラム[26]．

フリーボディダイアグラム法で注意すべき点は，モーメントを発生させる筋力の影響が考慮されていないことである．関節力の大きさは筋力値によって大きく異なるから，フリーボディダイアグラム法では，モーメントに関しては真値に近い値が求まるが，関節力に関してはかなり低い値が求まる．

筋力によるモーメントの発生機構をリンクモデルに織り込んだものが筋力モデルである．筋力モデルによる計算では，筋付着部位をどのように定めるかという基本的な問題や，筋数の冗長性をいかに扱うかという本質的な問題が障害となる．

筋力モデルでは筋付着部をわずかに変えただけで関節力が大きく異なる．このことを図2.18に示した簡単なプーリーモデルで説明する．図中の記号はそれぞれ，r：筋付着部位置，F：関節力，f：筋力，W：体重，L：体分節（リンク）長を表すとしよう．ここで，$L = 30$cm，$r = 3$cmとすると，$f = W \times (30/3) = 10W$，$F = W + f = 11W$となるが，$r$を2.5cmに変更すると，$f = 12W$，$F = 13W$となる．したがって，筋付着部位置が（測定誤差などで）0.5cm変わっただけで，関節力Fは体重の11倍から13倍に変わることになる．

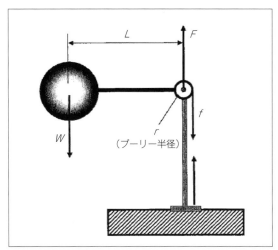
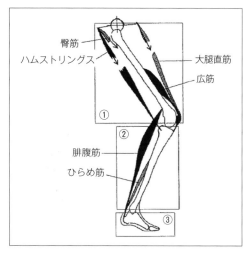

図 2.18（上図左）
プーリーモデル（図 2.11 に同じ）．

図 2.19（上図右）
下肢筋力モデル（図 2.11 に同じ）．

ヒトの関節回りには多数の筋，靱帯が付着しているため，関節の力学モデルを扱う場合に，方程式の数より未知数の数が多くなるという不静定問題に直面する．そこで，生理的な合理性に基づく仮定を設けて不静定問題を解く試みがなされている．図 2.19 に示す下肢筋力モデルにおいて，力とモーメントの釣り合い式を立てて整理すると，それぞれ，①大腿部，②下腿部，③足部を対象とした方程式が導出され，式の数は 3 となる．これに対し，求めるべき解は同図に示した 6 筋の収縮力であり，未知数の数は 6 となる．この不静定問題を解くためのもっとも単純な仮定は，同一関節に対し同様な機能を有する筋群をひとまとまりにすることである．

図 2.19 では，それぞれ①大腿直筋と広筋，②臀筋とハムストリングス，③腓腹筋とひらめ筋を同一群にまとめることにより，3 筋群の収縮力が 3 方程式から求まり，このようにして求まった 3 筋群の収縮力を基に関節力を求めることができる．

2.3 生体軟組織の力学的性質

2.3.1 生体軟組織の力学的特徴

目標
生体軟組織の力学的特徴を説明できる．

多くの生体軟組織は，材料的にも形状的にも非線形で異方性を有し，大変形を生じる非圧縮性の不均質材料であり，さらに粘弾性挙動を示すので取扱いが困難である．以下に，生体軟組織の力学的特徴のいくつかを概説する．

(1) 不均質性： 生体軟組織は，おもに細胞と細胞間物質からなり，細胞間物質はコラーゲンやエラスチンなどの結合織と，親水性ゲルで

ある間質物質などから構成される．これら各要素はそれぞれ特有の物理的，化学的性質を有しており，各組織の機能に応じて組成や構築が違うので，必然的に力学的性質も大きく異なってくる．

動脈などの生体軟組織の力学的性質に直接的に関係するエラスチン，コラーゲンおよび平滑筋を，それぞれ多量に含有するイヌ項靱帯，足蹠腱，小腸縦走平滑筋の応力－ひずみ曲線を図 2.20 に示す．これらの図から縦弾性係数を計算してみると，エラスチンを代表する項靱帯で約 0.4 MPa，コラーゲンを代表する足蹠腱で約 350 MPa，大きく開いたヒステリシスループから顕著な粘弾性を有することがうかがえる平滑筋で約 0.03 MPa であり，互いに大きく異なる．

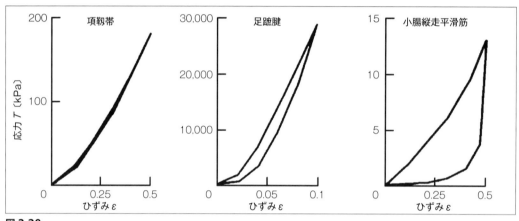

図 2.20
イヌの 3 種類の組織の応力－ひずみ曲線[27]．

(2) 異方性： 生体の組織，器官はその機能をうまく発揮できるように，構成要素が特徴的に配向している．例えば腱や靱帯では，実質部のほとんどを占めるコラーゲン線維は，おおむね長軸方向（負荷方向）に配向しているので，長軸方向とこれに垂直の横方向では力学的性質は著しく異なる．

(3) 非線形大変形： 図 2.20 からわかるように，生体軟組織はその構成要素自体も非線形挙動を示すが，複合体構造になるとこの性質がいっそう顕著に現れる．

Roach らは，動脈壁の応力－ひずみ関係の非線形（図 2.21 の曲線 a）を説明するのに，ギ酸に浸漬してコラーゲンのみを選択的に除去した試料と，天然トリプシンで処理してエラスチンのみを取り除いた試料の張力－伸長比曲線（それぞれ b と c）を求めた．

3 つの曲線の傾きの比較より，張力の低い領域の動脈壁の変形挙動はエラスチンに近く，張力の大きい領域ではコラーゲンに近いことを示し，動脈壁が有する非線形は，図 2.22 に示すような荷重分担領域の相違で説明できる．また，図 2.20 や図 2.21 からも推察されるように，生体内で正常な弾性域内の負荷条件下であっても，これらの線維，組

織には非常に大きな変形が生じている．

以上より，生体軟組織は線形的に微小変形するフック弾性体として扱うことはできず，新たな理論を導入，利用する必要がある．

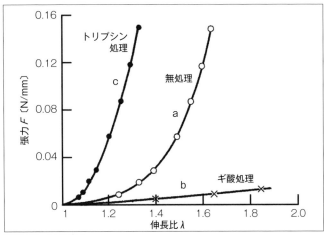

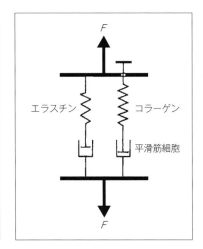

図 2.21（上図左）
動脈およびこれを処理した組織の伸長比の関係．
※ 伸長比は変形前の試料長さに対する変形後の長さの比[28]．

図 2.22（上図右）
3つの要素からなる動脈壁の力学モデル[29]．

※クリープと応力緩和（リラクゼーション）

一定の力が作用している状態は，短期間で見れば弾性的な変形分だけを示しているが，時間の経過によってじわじわと変形が増加する現象がある．このひずみの増加現象をクリープといい，一種の塑性変形である．逆に，一定のひずみ状態にしておくと，応力が時間の経過によって抜けていく現象になり，用語としては応力緩和（リラクゼーション）という．
【クリープ】体重の重たい人が座る座布団
 ⇒ そのうち，ぺちゃんこ
【応力緩和】腹囲の大きな人のパンツのゴム紐
 ⇒ そのうち，びろーん

---

(4) 非圧縮性： 生体軟組織の多くは70％以上もの水を含むので，変形しても体積が不変であり，非圧縮性材料とみなされる．非圧縮性の仮定が成り立つ場合には，直交する3つの垂直ひずみ成分の和は0（微小ひずみを仮定すると $\varepsilon_1 + \varepsilon_2 + \varepsilon_3 = 0$）であることから

$$\frac{(1-2\nu)\sigma_h}{E} = 0 \tag{2.11}$$

が成り立つ．ここで，σ_h は静水圧応力である．したがって，縦弾性係数 E が無限大になるか，ポアソン比 ν が0.5となる場合に非圧縮性の仮定が成立することになる．

また，K，E，ν の間には

$$K = \frac{E}{3(1-2\nu)} \tag{2.12}$$

の関係があるので，先に示した K と E の値を使って ν の計算をすると約0.5が得られる．ただし，多孔性構造をもつ軟骨では，変形に伴って生じる体積変化が非常に大きいといったように，非圧縮性の仮定にあてはまらない生体軟組織も存在するため注意が必要である．

(5) 粘弾性： 生体軟組織は一般に，クリープや応力緩和※の現象を生じる粘弾性体である．生体軟組織の多くは力学特性のひずみ速度依存性がかなり小さいため，部位や器官の種類によってはこのような粘弾性が生体内であまり意味をもたない場合もあるが，関節軟骨のように機能的にこれが重要な役割を果たす場合もある．

2.3.2 各種生体軟組織の力学的性質

目標

代表的な生体軟組織の力学的性質を説明できる.

各種組織の力学的性質の多くはデータブック[32]にまとめられている.ここではいくつかの代表例をあげて解説する.

(1) 皮膚の変形: 皮膚は成人体重の16%を占め,面積は1.5〜2.0m^{2}であり,厚さは部位によって異なり0.2〜6.0mm程度である.生体での皮膚は常に張力負荷状態であり,その大きさは0〜20N/mと見積もられ,切り出すと5〜30%短縮する.

皮膚には,ほぼ全身にわたってランゲル線と呼ばれる割線が存在する.この方向に沿ってコラーゲンとエラスチンが配向しているため,この方向で張力が高くて硬い.したがって図2.23に示すように,皮膚は力学的に著しい異方性をもち,ランゲル線の方向に負荷するとせん断ひずみが生じないことから,直交異方性とみなせる.

皮膚の応力-ひずみ曲線は,非常に低い負荷のもとで著しい大変形を生じるが,ある変形に達した後は,荷重をさらに増加させても,ほとんど変形が増加しない特性を示す.

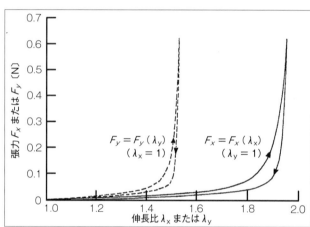

図2.23
ウサギ腹部から摘出した皮膚の変形特性[33].

(2) 腱・靱帯の力学特性: 腱は骨格筋と骨を,靱帯は骨と骨を連結する組織であって,大きな強度と適度な柔軟性を有する.このような力学特性を生み出すために,ほとんどコラーゲンでできており,線維は負荷方向(長軸方向)に配向している.

一例として,膝蓋腱を取り上げる.図2.24に示す膝関節断面の概略図からもわかるように,これは膝蓋骨と脛骨を連結しているので,膝蓋靱帯とも呼ばれる.ウサギ膝蓋腱を長軸方向,およびこれに垂直方向に引張って得た応力-ひずみ曲線を図2.25に,また応力緩和挙動を図2.26に示す.異方性がきわめて顕著に現れている.

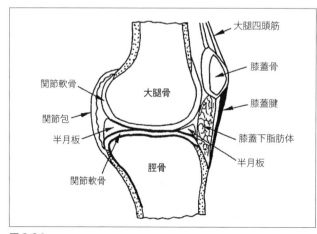

図2.24
膝蓋腱の断面構造.

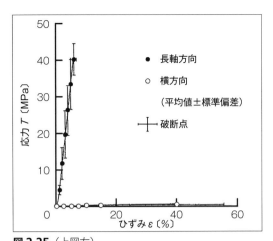

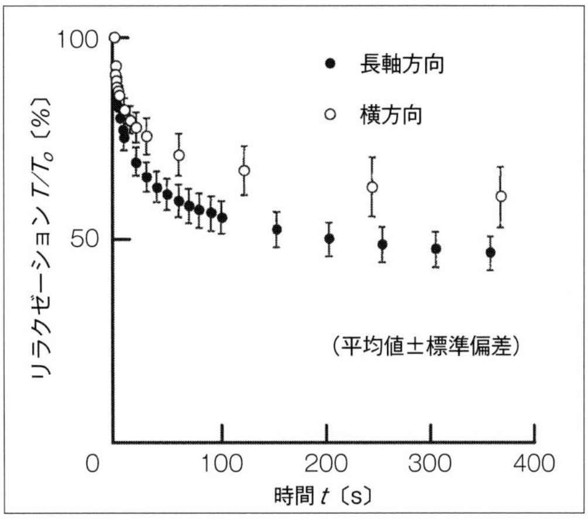

図2.25（上図左）
ウサギ膝蓋腱の長軸方向と横方向の引張特性.

図2.26（上図右）
ウサギ膝蓋腱の長軸方向と横方向の応力緩和特性.

ウサギ膝蓋腱破断時の最大荷重は700〜800Nで，通常の走行時にこの腱に作用する最大張力（80〜100N）の7〜10倍になっている．この腱の安全率を計算すると約10となり，過剰に安全な設計となっているのがわかる．なお，この最大張力は体重の2〜2.5倍になっている．

(3) 関節軟骨の力学特性： 関節において，図2.24に示すように骨端を覆って荷重の伝達と潤滑という2つの大きな機能を担っている関節軟骨は，80％近くの水分と約12％のコラーゲン，6％のプロテオグリカン（ムコ多糖とタンパク質の結合体）からなる複合体であって，荷重に応じてこれらが変形するとともに，関節液が軟骨間や軟骨内に出入りして潤滑機能を高めている．

関節軟骨の表層に近い層ではコラーゲンが表面に平行に，しかも特定の方向に配列しているので，図2.27に示すように，スプリットラインに対する角度によって引張特性は異なり，異方性が強い．

関節軟骨は水分の侵入，浸出が可能な微細構造をとっているので，図2.28に示すようにその体積は負荷応力によって変化するため，非圧縮性材料として取り扱うことはできない．

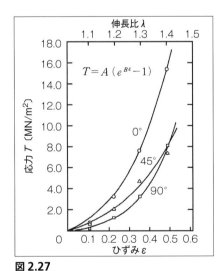

図2.27
ウシ膝関節軟骨の応力－ひずみ特性に及ぼす引張り方向の影響（図中の角度はスプリットラインと引張方向のなす角度）[36].

また，図2.29に示すように，関節軟骨の応力－ひずみ関係はひずみ速度によって大きく変化する．低ひずみ領域（I）では，ほとんどのコラーゲンはプロテオグリカンのゲル内に湾曲して埋め込まれており，これらの隙間に水分が多量に取り込まれているので，ひずみ速度が高い場合には水分移動による摩擦力が働いて応力値が高く出る．高ひずみ領域（III）では，このような水分の移動も少なくなり，すでに

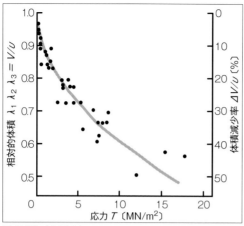
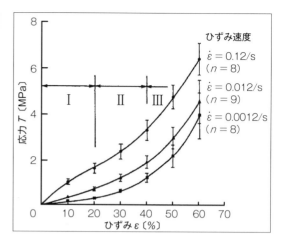

図 2.28（上図左）
ウシ膝関節軟骨で観察される引張変形中の体積変化（$\lambda_1, \lambda_2, \lambda_3$は直交する3方向の伸長比，$v, V$はそれぞれ変形前後の体積）[36]．

図 2.29（上図右）
ウシ膝関節軟骨の応力−ひずみ特性に及ぼすひずみ速度の影響（nは試料数）[37]．

伸長したコラーゲンがおもに負荷を支えるようになるため，材料固有の挙動を示すようになり，ひずみ速度依存性が消失する（図で曲線の傾きが等しくなっている）ものと考えられている．

ランゲル線（皮膚割線）

肉眼では見えない皮膚の線のことである．オーストリアの解剖学者ランガーが示したことから，ランガー線，ランゲル線という．細胞分裂の過程でできた分裂線であり，真皮層における線維組織の走行と並行に生じる．

手術の際には，皮膚割線に沿ってメスを入れると，傷跡が最小限に留められる．また，皮膚割線に沿ってマッサージを行うと，筋肉や神経がほぐれ，効果が上がるといわれている．

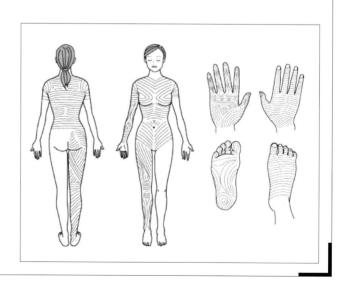

演習問題

【1】 直径 3cm，長さ 45cm の大腿骨に，体重として 60kg が加わった場合の縦方向（長さ）と横方向（直径）の変形量を求めなさい．ただし，形状は円形断面と仮定し，大腿骨の縦弾性係数 E を 13GPa，ポアソン比 ν を 0.3，重力加速度を 9.8m/s^2 とし，骨の異方性は考慮しなくてよい．

【2】 ひずみ速度 0.001/s のゆっくりの歩行時に比べ，ひずみ速度 0.1/s の非常に激しい運動時には大腿骨のヤング率は何倍になるか (2.3) 式を用いて求めなさい．ただし，$10^{0.06} \fallingdotseq 1.15$ とする．

【3】 ある骨のミネラル相（アパタイト）の縦弾性係数が 120GPa，有機相（コラーゲン）の縦弾性係数が 1.5GPa であったとする．その骨がミネラル相 60%，有機相 40% で構成されている場合，Voigt モデルでの骨の縦弾性係数 E_V の値を求めよ．

【4】 関節力に及ぼす筋付着部位置の影響を図 2.18 の簡単なプーリーモデルで考える．図中の記号はそれぞれ，r：筋付着部位置，F：関節力，f：筋力，W：体重，L：体分節長を表す．W = 40kg，L = 18cm，r = 2.0cm の子供に比べ W = 60kg，L = 30cm の大人が 1.65 倍の関節力を発生させるには筋付着部位置 r は何 cm である必要があるか．

【5】 ある生体軟組織の体積弾性係数 K = 10^3kPa，縦弾性係数 E = 300kPa のときポアソン比 ν の値を答えよ．ただし，K, E, ν の間には

$$K = \frac{E}{3(1-2\nu)}$$

の関係が成り立つものとする．

【6】 足の甲にメスを入れ，はく離骨折した骨片の摘出手術を行うことになった．足の甲にどのような向きでメスを入れると傷跡を最小限に留められるか．図に示しなさい．

■ **参考文献** ■

1) Cowin, S. C., et al:"Handbook of Bioengineering"(Ed. Skalak, R. and Chien, S.), Chap. 2, 2. 1-2. 27, McGraw-Hill (1987).
2) Moyle, D. D and Bowden, R. W.: *J. Biomech.*, **17**: 203-213, (1984).
3) McElhaney, J. H.: *J. Appl. Physiol.*, **21**: 1231-1236, (1966).
4) Hight, T. K. and Brandeau, J. F.: *J. Biomech.*, **16**: 445-450, (1983).
5) Wood, J. L.: *J. Biomech.*, **4**: 1-12, (1971).
6) Swapan Kumar Ghosh, ed.: "Self-healing Materials", Wiley-VCH (2009).
7) Currey, J, D.: *Biorheology*, **2**: 1, (1964).
8) Piekarski, K.: *Int. J. Eng. Sci.*, **11**: 557, (1973).
9) Seeeney, A.W., et al.: *ASME*, 65-WA/HUF-7, (1965).
10) Ascenzi, A. and Bonucci, E.: *J. Biomech.*, **9**: 65, (1976).
11) Katz, J. L.: *J. Biomech.*, **4**: 455 (1971).
12) 立石哲也, 他:機械学会論文集, **46**: 401, 97 (昭和 55-1).
13) 立石哲也, 白崎芳夫:機械技術研究所報告, 第 130 号 (1984 年 3 月).
14) 立石哲也, 宮永 豊:"整形外科バイオメカニクス資料集成", p.225, 朝日サイエンス出版 (1978).
15) Frankel, V. H.: "The Femoral Neck", C. C. Thomas, Springfield, III (1960).
16) Dowson, D. and Wright, V.: "Bio-Tribology, The Rheology of Lubricants", (Ed. By Davenport T. C.), p.81-88, Institute of Petroleum (1973).
17) 池内 健:生体関節のトライボロジー. トライボロジスト, **45**-2: 08-111, (2000).
18) 岡 正典編:"人工関節・バイオマテリアル", p.ii (口絵), メジカルビュー (1990).
19) Dowson, D.: *Proc. Inst. Mech. Eng.*, Pt 3J, **181**: 45-54, (1966-67).
20) Murakami, T.: *JSME Int. J.*, Ser. III, **33**-4: 465-475, (1990).
21) 笹田 直:関節における摩擦と潤滑, 潤滑, **23**-2:79-84, (1978).
22) 朝日新聞 2006 年 6 月 13 日朝刊 .
23) Willert, H. G. and Semlitsch, M.: *J. Biomed. Mat. Res.*, **11**: 157-164, (1977).
24) Ingham, E. and Fisher, J.: *Biomaterials*, **26**: 1271-1286, (2005).
25) Knight, M., et al: *J. Biomechanics.*, **39**: 1547-1551, (1997).
26) Murata. T., et al: *Mat. Sci. Eng., C*, **1998**, 297-300.
27) 長谷川正光, 東 健彦:脈管学, **14**: 87-92, (1974).
28) Roach, M. R. and Burton, A. C.: *Can. J. Biochem. Physiol.*, **35**: 681-690, (1957).
29) 林 紘三郎:日本ゴム協会誌, **62**: 346-356, (1989).
30) Carew, T. E., et al: *Circ. Res.*, **23**: 61-68, (1968).
31) Bergel, D. H.: *J. Physiol.*, **156**: 445-457, (1961).
32) Abe, H., Hayashi, K. and Sato, M. (Ed.):"Data Book on Mechanical Properties of Living Cells, Tissues, and Organs", Springer-Verlag (1996).
33) Lanir, Y. and Fung, Y. C.: *J. Biomech.*, **7**: 171-182, (1974).
34) 山本憲隆, 林 紘三郎, 林 文弘:日本機械学会論文集 (A編), **58**: 142-1147, (1992).
35) 山本憲隆, 村上 健, 林 紘三郎:日本機械学会論文集 (C編), **63**: 810-815, (1997).
36) Woo, S. L-Y., et al: *J. Biomech.*, **12**: 437-446, (1979).
37) Li, J. T., et al: 1983 Biomechanical Sympozium (Ed. Woo, S.L-Y. and Mates, R. E.), ASME, 117-120 (1983).

3 医工学の歴史と基本的医療機器

3.1 医工学の歴史

目標

心電計, 血圧計などの医療機器が開発された歴史を説明できる.

打診術は 1716 年酒樽を叩いて酒の量を知ることからヒントを得たウィーンの医師により考案され, 図 3.1, 3.2 に示す木製の細長い円柱の聴診器は 1819 年に子供のたわむれにヒントを得たフランスの医師ルネ・ラエンネックにより製作され, ドイツの医師ルートヴィヒ・トラウベ (1818 年〜 1876 年) がその木製円柱を円管の聴診器に改良したといわれている. その後今日まで打診, 聴診が診療の最初に行われ, さらには生体計測のもとをなしている. その後, ルイージ・ガルヴァーニの"蛙の筋に関する研究"(1794 年) により生体計測の社会的地位は確立された. この発表によって, 電気の発生が生体における生理現象の一つであるとみなされるようになり, 生体電気計測が開始されるようになった. さらにウィレム・アイントホーフェン (1903 年) による検流計を使った心臓活動電位の記録が発表され, 今日の心電図学の基礎を築いたといわれている. この検流計は先駆者ガルヴァーニの業績をたたえて Galvanometer と名付けられた. 後の心電計や脳波計に欠かすことのできないガルバノメータの元祖である. その後シーメンス・ハルスケ社による可動コイル検流計が心電計に利用されて生理学の研究が盛んになっていった.

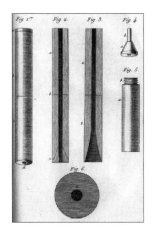
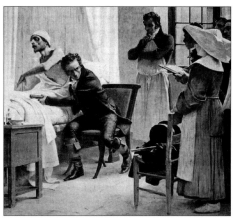

図 3.1
世界初の聴診器の図 (左).

図 3.2
学生の前で患者の聴診を実演して見せているラエンネック (右).

筋肉が収縮する際に電気が発生することは早い段階で推定されていたが, アイントホーフェンによる検流計の出現により, ようやく証明

された．そしてH・パイパー（1912年）によってはじめて筋電図が記録された．

さらに生理学は脳も研究対象としていった．リチャード・カートン（1875年）は動物実験により脳波を初めて証明した．人間を対象にしたのは，ずっと以後のハンス・ベルガー（1924年）であった．続いて，シーメンス・ハルスケ社の可動コイル検流計はα波の描記に成功した．

以上のように，生体電気現象の記録から医工学は始まったといえる．1906年リー・ド・フォレストの三極真空管の発明を契機に臨床的な応用が加速度的に発展し，1949年ウィリアム・ショックレーのトランジスタの発明で隆盛期を迎えることになる．この電子工学の発展の過程で心電計の果たした役割は大きく，脳波計の普及と併せて医工学の基礎を築いた．一方，血圧測定は圧迫帯を用いた触診法による水銀血圧計が1896年リバロッチにより作製され，さらに聴診法による血圧計が1905年ニコライ・コロトコフにより考案され，カフを上腕に巻いてコロトコフ音聴診をする水銀柱の血圧計が主流となったものの，永らく医工学の対象とはならなかった．現在，血圧計は病院や家庭に広く普及しているが，1950年初頭に観血式電気血圧計が登場するまでは医工学の領域に含まれていなかったのである．

以上の歴史をふまえ，医工学構築の基礎になり，現在でも医療の最前線で活用されている心電計，脳波計および血圧計について考えてみよう．

3.2 心電計

3.2.1 心電計の測定原理と構成

目標

心電計測の原理が説明できる．

　心臓の活動に伴う電気現象を電極によって導出し増幅・記録するのが心電計である．心臓には心筋を自動的に順序よく収縮させるために，電気的興奮（刺激）を規則的に伝える刺激伝導系と呼ばれる特殊な組織がある．図3.3のように，興奮はまず信号発電所（ペースメーカである洞結節に始まり，房室を経てヒス束から左右に分かれて心筋内のプルキンエ線維に伝わる．この興奮にやや遅れて心筋が収縮する．心臓の筋肉は骨格筋のような強い収縮力と平滑筋のような持久力を兼ね備えており，ペースメーカからの指令によって規則正しく（不随意的に）機能する．心電図は，この刺激伝導系の電気信号によって心筋が動作する過程で発生する電気現象を体表から記録したものである．心房を収縮させる洞結節までの電気信号がP波，心室の興奮がQRS波，心室の興奮がおさまるときに発生するのがT波である．

　心電計の基本構成を図3.4に示す．興奮による心臓の電気的変化は，

心臓内を時間経過とともに移動し，標準信号電圧が 1mV の定常性をもった電気現象である．体内に発生する心臓の電気現象は，体表面に電位分布を作るので，体表のある 2 点間の電位を体表面に装着した電極で測定すれば心電図が得られる．

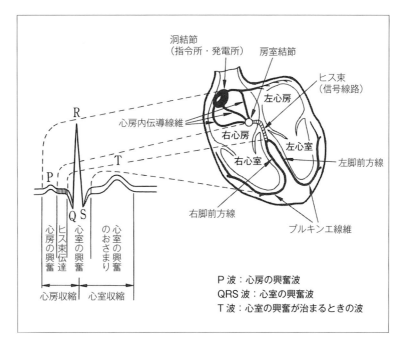

図 3.3
心臓の刺激伝導系と心電図波形（木村雄治："医用工学入門"，コロナ社（2001）を描き改める）．

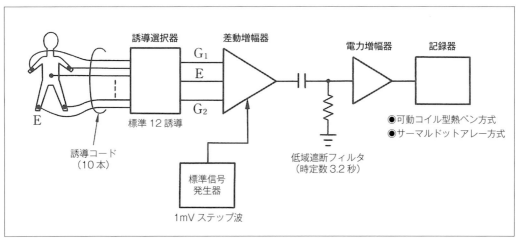

図 3.4
心電計の基本構成（文献は図 3.3 に同じ）．

検査用の心電計では，標準 12 誘導方式が国際的に採用されている．図 3.5 に示すように，四肢 4 個，胸部 6 個の計 10 個の電極から誘導選択器によって 12 通りの組合せを作って信号を導き，時間経過に伴って移動する信号を，見る角度を変えて測定する．健康人の心電図はそれぞれの角度（誘導の仕方）について正常波形が定義されている．

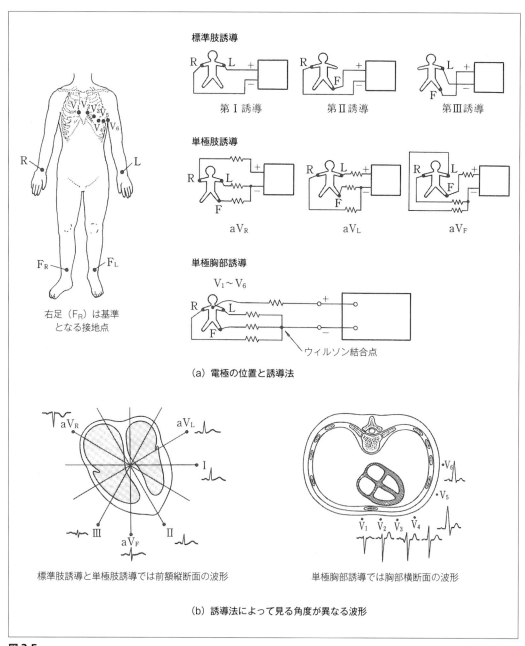

図 3.5
標準12誘導と波形（文献は図3.3に同じ）．

3.2.2 心臓における興奮伝導と心電図の発生

目標

固有心筋と特殊心筋の役割を説明できる．

　心臓の仕事は血液を循環させるポンプである．メインポンプは心室で，心室筋が収縮することにより心室の容積を小さくして血液を肺・全身に送り出す．心房は心室の補助ポンプで，心室が拡張している間に全身・肺から受け取った血液を心室に送り込む．

このように実際にポンプとして働く心筋を固有心筋（作業心筋）とよぶ．一方，効率よいポンプ機能を発揮するために，心臓の収縮を管理・調整するための心筋を特殊心筋（刺激伝導系）とよぶ．

図3.6（a）のように心筋の大部分である固有心筋（収縮筋）は，細胞膜が電圧依存性チャネル（電圧刺激によりイオン透過閾値が低下するチャネル）になっている．そのため刺激伝導系である特殊心筋から刺激電圧が加わると，固有心筋の細胞内電圧が上昇する．その際に流入するCa^{2+}濃度によって収縮力が支配される．その収縮は強力で長時間（200〜300ms）に及ぶ．ちなみに，骨格筋や神経の興奮の持続は数msであり，血管・内臓などを支配する平滑筋の収縮は微弱で持続的である．このような収縮が刺激伝導圧によって，次々と細胞に伝わっていく．すなわち，興奮による収縮の伝播は，図3.6（b）のごとく連続している細胞内外の電位が次々と反転し，しばらくしてまた元に戻っている．この現象を体表から眺めたのが心電図である．

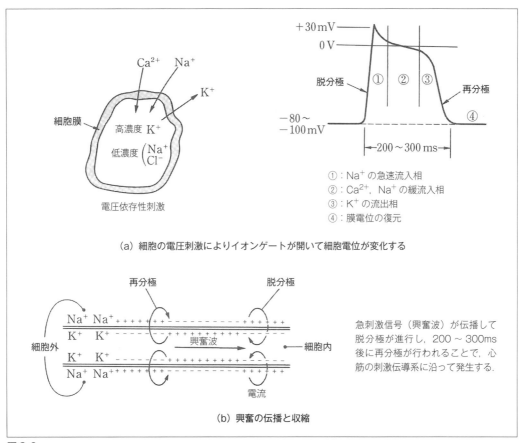

図3.6
標準12誘導と波形（文献は図3.3に同じ）．

3.2.3 心電信号の検出（電極と皮膚の性質）

目標

電極と皮膚の反応を説明できる.

　心電信号検出のために図 3.7（a）のようにクリップ式電極を手首に装置すると，体表面と金属電極の間で化学反応が生じる．皮膚（角質層）は非常に薄い（40μm 程度）けれど抵抗率は高く，低周波数域では 50 ～ 100kΩ/cm^2 を示す．また図 3.7（b）のように電極と電解液（NaCl が主体）の界面では電気化学変化が起こり，静止電位が生じる．今まで電極として種々の金属の使用が試みられ，銀（Ag）の静止電位が最も小さいことが確認されている．図 3.7（c）に示すように，この静止電位は電極と電解液の界面でコンデンサのような電気二重層を形成する．静止電位も二重層容量も電極や皮膚表面の前処理，温度，電解質濃度の影響を受ける．また電極に電流を流すと静止電位が変化し，その変化分を分極電圧と呼んでいる．電極に電流を流しても電極の電位が変化しないような電極は不分極電極と呼ばれ，銀－塩化銀（Ag-AgCl）電極がこれに最も近い．電気化学反応現象は電気二重層の形成，界面での電荷授受の形態と速度，イオン拡散速度，電極表面の電気抵抗などによって決まる．

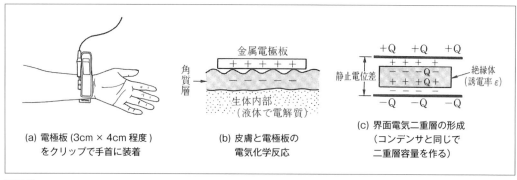

図 3.7
電極と皮膚の反応（文献は図 3.3 に同じ）．

　Ag-AgCl 電極は，Ag を陽極にして生理食塩水中に 0.5mA 程度の電流で約 5 分間電気分解して表面に AgCl を付着させたもので，生理食塩水中の表面の電極反応は次式で表せる．

$$AgCl + e^- \rightleftharpoons Ag + Cl^- \tag{3.1}$$

　この反応では，他の電極材料に比べて短い時間で電位が安定になる．それは Ag$^+$ と Cl$^-$ とが可逆的に混在し，電気二重層が形成しにくいことによる．

　電極を装着する際に表皮をアルコールで拭く，ペーストを塗布するなどの前処理を行うのは，分極電圧（静止電位を含む）や接触抵抗を極力小さくし，かつ安定させようとする手段である．心電図や脳波を対象とするような直流または超低周波数領域での Ag-AgCl 電極特性

を図 3.8 に示す．(a) は二重層容量と静止電位と接触抵抗で構成される等価回路，(b) は電流による分極と特性である．

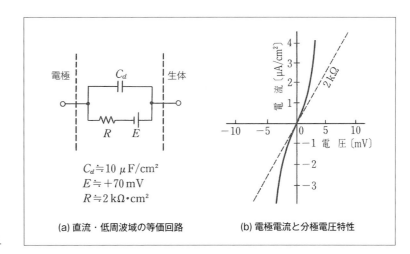

図 3.8
電極 (Ag-AgCl) の特性[1].

(a) 直流・低周波域の等価回路　(b) 電極電流と分極電圧特性

$C_d \fallingdotseq 10\,\mu F/cm^2$
$E \fallingdotseq +70\,mV$
$R \fallingdotseq 2\,k\Omega \cdot cm^2$

3.2.4 心電計の周波数特性

目標

心電計の低（高）域遮断周波数を定めている理由を説明できる．

　心電計は波形診断の点から，直流に近い超低周波成分から100Hz程度までの周波数帯域を必要としている．直流成分を含んだ信号を増幅して記録すると，増幅器の温度特性や電源変動，わずかな体動による電極の機械的移動による分極電圧の変化などさまざまな要因による雑音やドリフトなどの影響が大きく，安定した波形が得られない．そこでJIS（日本工業規格）では，診断に影響しない周波数範囲として，低域遮断周波数を 0.05Hz，高域遮断周波数を 75Hz と定めている（図3.9）．

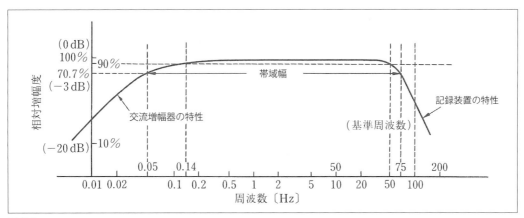

図 3.9
直流式心電計の総合周波数特性．

3.2.5 心電図の利用拡大

> **目標**
> 心電図の利用が拡大した理由が説明できる．

以下①〜④の要因により，心電計は医療に大きく貢献し，かつ医工学分野の発展に先導的役割を果たしてきたと考えられる．

① 心臓が生命維持に非常に重要な臓器であると同時に，その電気生理的現象が論理的に解明されている．
② 心電図の波形と生理現象との相関が明確である．
③ 心電信号が他の生体電気信号に比べて大きく (1mV の標準電圧)，体表より無侵襲で容易に測定できる．
④ 波形形状が単純で定常性があり，刺激伝導系や心筋収縮が正常か否かを診断しやすいため，コンピュータによる波形解析に適しており，診断に必要なデータを自動解析から得ることができる．

心電図は診療の初期診断，心疾患者の長時間モニタ，日常生活時での労作性の心電図変化を検出するための長期間記録とその解析，その他心活動に伴う血圧，血流，脈波，心音などの計測時の参照信号として，利用範囲は広い．

3.2.6 心電図の解析（標準 12 誘導心電図）

> **目標**
> 心電図測定波形の解読ができる．

コンピュータ技術の進歩のおかげで，自動解析機能搭載の心電計による計測は通常の心電図計測とまったく同様な方法と時間で行われている（図 3.10）．

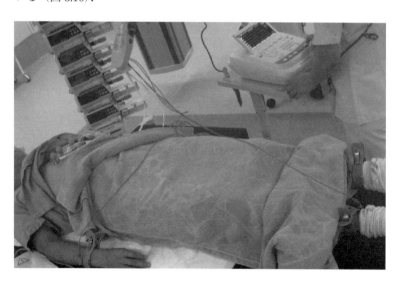

図 3.10
6 チャンネル自動解析付心電計の検診風景．

コンピュータによる心電図の自動解析は，図 3.11 に示すような流れで心電図を計測・分類し，結果を出力する．入力された心電信号は増幅された後に A-D 変換器でデジタル信号に変換され，前処理が行われる．前処理では，入力された 12 誘導心電図にハム・筋電図・ド

リフトなどのアーチファクト（ノイズ）が混入していないかをチェックする．入力された心電図のなかから，計測の対象となる代表QRS波を選択する．選択の際には，R-R間隔の変化などを調べることにより，期外収縮波を代表QRS波としないように配慮する．

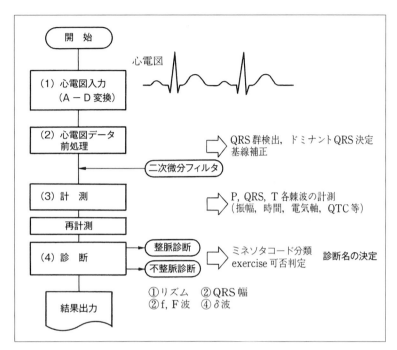

図 3.11
心電図自動解析処理の流れ（文献は図3.3に同じ）．

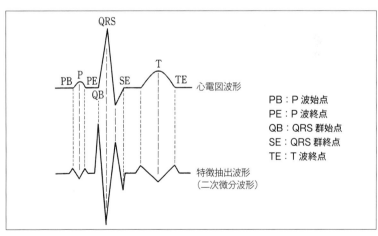

図 3.12
区分点の認識（文献は図3.3に同じ）．

コンピュータによる抽出は人間が心電図をパターンとして認識するのとは異なり，以下①〜③のような手順で行われる．①心電図信号を微分して波形の変化の傾斜を計算し，これが急になるデータ群をQRS波の候補として認識する．②QRS波の認識に基づいて図3.12に示すような区分点の確認を行う．③P波・QRS波群・T波それぞれの始点（立上り）および終点（立下り）の認識をする．すなわち，コ

ンピュータは微分波形を作ってその変曲点を検出して区分点を確定している．これによって PR 時間，QRS 時間，QT 時間などを計算する．

区分点で計算する時間も，図 3.13 に示す微分波形から求める波形計測の一部である．P 波，QRS 波，T 波の始点と終点に基づいて誘導ごとに細分化し，時間幅を図 3.13（a）のように振幅を図 3.13（b）のように計測する．

不整脈の検出は，心拍ごとの PR 時間，QRS 時間，QT 時間，QRS 振幅，QRS 面積，QRS 電気軸を検出パラメータとして行われる（図 3.14）．

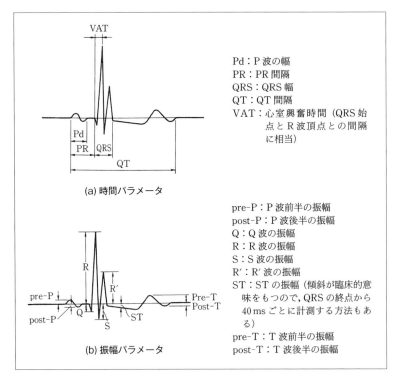

図 3.13 波形計測法．

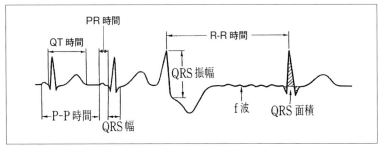

図 3.14
連続波の計測（文献は図 3.3 に同じ）．

計測処理で求めた各波形の計測値より，ミネソタコードを利用して心電図を分類する．ミネソタコードは，米国のミネソタ大学で標準 12 誘導心電図を統計などに使用する目的で考案されたコードであり，心電図を客観的に，また共通の尺度で分類できるように考慮されてい

3.2 心電計

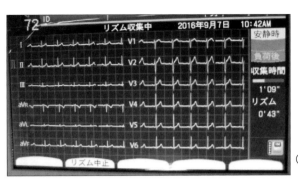
(a) 手術室での検査画面

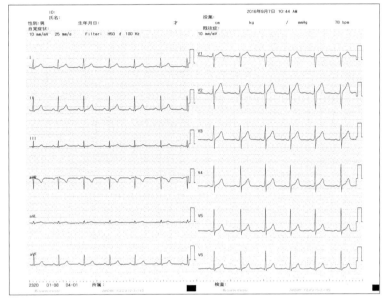

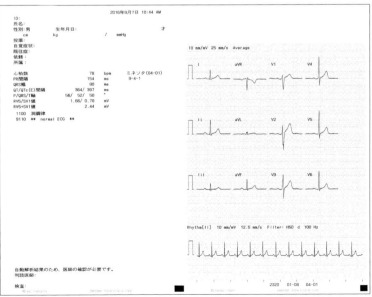
(b) 心電図レポート

図 3.15
解析レポート（山梨大学医学部附属病院提供）．

る．このミネソタコードの分類と計測値，年齢，性別の組合せによる診断論理で所見名を決定する．

被検者情報，解析プログラムで求めた基本計測値，ミネソタコード，所見名などは解析レポートとして記録される．また，詳細計測リストによる各波形の計測値の確認や解析に使用した判断条件や出力所見の解説，医師への助言などもレポートできる（図3.15）．しかし，コンピュータには人間が目で見るような臨機応変な診断をすることができない．予め決められたアルゴリズムによって解析するだけであるから，波形へのノイズ混入，波形の大きなドリフト，被検者固有な波形などによって計測ミスが生じやすい．そのため，同一被検者を解析しても1度目と2度目で所見が異なる場合がある．

近年，心電図解析プログラムの改良や標準化が試みられ，かなり精度の高い解析結果が得られているが，解析結果はあくまで医師が判断するための客観的な資料であって，最終的な診断を下すのは医師である．

3.3 脳波計

1929年ハンス・ベルガーは「ヒトの脳波について」の論文のなかで，頭頂部や後頭部から主として閉眼時に出現する10Hz近傍の波を「α波」，開眼時に出現する16～20Hzの波を「β波」と命名し，その後次々と論文を発表した．さらに，ノーベル賞を1933年に受賞したイギリスの生理学者エドガー・エイドリアンが追試して脳波の存在を確認したことにより，ベルガーの研究が一躍世界に認められることになった．脳波の発生源や発生機序は複雑でかつ伝導路も多岐にわたっているので，波形は複雑である．そのため，多チャネルの同時記録が必要であった．また測定においては，交流障害を避けるためのシールドルームの設備が求められ，かつ電極の装着に熟練を要し，臨床面では記録波形の判読に多くの経験を必要とした．しかし近年ではFET（電界効果トランジスタ）の出現と差動増幅器のIC化，マイクロコンピュータによる自動計測制御，記録器の小形化などの技術発展により，シールドルームも不要で雑音の少ない良質な測定が可能となった．さらに，パーソナルコンピュータの利用により電極と入力増幅器さえあれば脳波測定が可能となっている．

3.3.1 脳波計の構成

目標
脳波計の構成と脳波の測定手順が説明できる．

図3.16のように脳波計の構成は心電計とほとんど同じである．ただし，頭皮上より導出する脳波は信号が非常に小さいので，電極の分

極電圧や接触抵抗を小さくするなど，環境雑音が混入しないよう配慮が必要となる．総合周波数特性は 1 〜 60Hz は平坦で，低周波数域では遮断周波数を通常は 0.5 Hz（時定数 0.3 秒）とするが，発汗や体動などによる基線動揺を考慮して 1.5 Hz（時定数 0.1 秒）に切替え可能とする．高周波数域では筋電や体動雑音の軽減のために遮断周波数 60 Hz の高域遮断フィルタを使う．

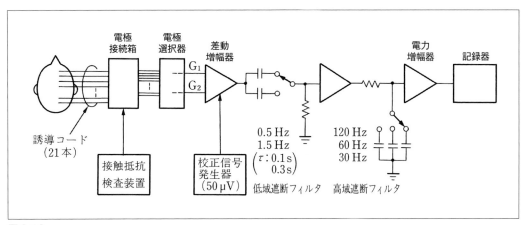

図 3.16
脳波計の基本的構成（文献は図 3.3 に同じ）．

脳波計の一つ目の特徴は，信号の大きさに幅があるので，測定対象や状況によって記録感度を変えることである．通常の記録では，$50\mu V/5mm$（標準感度）あるいは $50\mu V/7mm$ を基準としているが，小児（とくに新生児・未熟児）では脳波電位が大きいので $50\mu V/3.5mm$ を使用し，手術中では標準感度の 4 倍まで感度を上げる場合もある．さらに脳機能喪失判定のための平坦脳波の記録では，$50\mu V/20mm$ まで感度を上げる必要がある．この要求を満足するため，JIS では差動増幅器として入力抵抗 $5M\Omega$ 以上，弁別比 60dB 以上と規定している．しかし実際の製品では，入力抵抗 $100M\Omega$，弁別比 100dB の性能を備えている．これは微小信号を容易にかつ良質に増幅できるよう差動増幅器の性能目標を高く設定しているためである．

脳波計の二つ目の特徴は，電極装着に十分な配慮が必要なことである．脳波測定では高性能の差動増幅器の特性を生かして小レベルの信号を増幅するので，分極電圧も十分に小さいことが要求される．頭髪のある頭皮上への装着であるから，電極の装着には十分な熟練を必要とする．その手順は，①頭皮の電極との接触面の抵抗を小さくするために頭髪を分ける，②頭皮面をアルコール綿でよく清拭する，③電極ペーストを塗る，④静かに電極をペースト上にかぶせてテープなどで固定する．図 3.17 のように電極との間には NaCl を主成分とするペーストが介在し，抵抗率の高い角質層の影響を完全に取り去る．

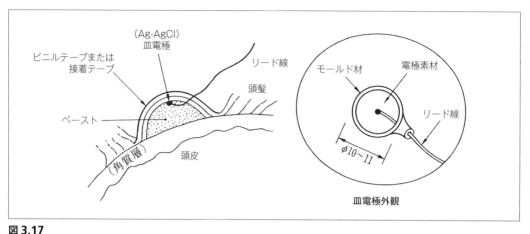

図 3.17
脳波電極と装着（文献は図 3.3 に同じ）.

上述のようにペーストを上手に使って接触抵抗が 10 kΩ 程度になるように装着する．シールドルーム以外で記録を行うときには，雑音対策上 5 kΩ 以下にすることが望ましい．このため，脳波計には電極接触抵抗測定機構が備わっている．

脳波計の三つ目の特徴は，電極の数が 21 個と多いことである．電極配置は図 3.18（a）のように，国際脳波学会基準として 10 － 20 法が定められている．しかし，21 個の電極の任意の 2 個の組合せは理論的には 420 にもなり，とても現実的でない．そこで現実的な電極の組合せとして，図 3.18（b）に示す 14 チャネル脳波計の組合せがある．組合せの数は，13 × 8 個である．ただし，臨床的な意味合いから，29 組が重複しているので，実質は 73 組である．

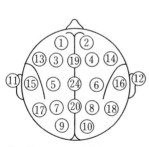

⑪, ⑫の両耳たぶを基準電極とし全体で 21 個の電極を使用

(a) 10 － 20 電極配置法
（国際脳波学会基準）

図 3.18
頭皮上の電極配置と電極選択例（文献は図 3.3 に同じ）.

	モンタージュ							パターン →
	I	II	III	IV	V	VI	VII	VIII
1 ch	1-5	1-11	1-5	13-3	1-13	1-11	1-5	24-1
2	2-6	2-12	2-4	3-19	13-15	2-12	5-13	1-5
3	5-7	5-11	3-5	19-4	15-17	3-11	13-1	15-24
4	6-8	6-12	4-6	4-14	17-9	4-12	5-9	24-9
5	7-9	7-11	5-7	15-5	9-10	9-11	9-15	9-15
6	8-10	8-12	6-8	5-24	10-18	10-12	15-5	24-1
7	9-15	9-11	7-9	24-6	18-16	17-11	2-6	2-16
8	10-16	10-12	8-10	6-16	16-14	18-12	6-14	16-24
9	15-13	15-11	13-15	17-7	14-2	13-11	14-2	24-10
10	16-14	16-12	14-16	7-20	2-1	14-12	6-10	10-16
11	13-1	13-11	15-17	20-8	15-24	24-11	10-16	13-14
12	14-2	14-12	16-18	8-18	24-16	20-11	16-6	17-18
13	11-12	11-12	17-20	11-12	19-20	11-12	11-12	11-12
14	ECG	ECG	ECG	ECG	ECG	ECG	ECG	ECG

電極組合せの例（14 チャネル記録）：14 チャネル目は ECG のみ，チャネルごとの組合せをモンタージュ，モンタージュの内部組合せを変えるのをパターンと表現する．全体では 102 の 2 個電極の組合せになるが重複があるので実際には 73 種類の組合せである．

(b) モンタージュとパターン

病院で脳波検査を実施する手順は，①機器の事前チェックや調整を必ず実施し，②21個の電極を接触抵抗10kΩ程度で装着（これにはベテラン技師で少なくとも15分程度かかる），③安静閉眼状態で15分ほど記録（この15分間に10秒間程度の開眼を数回行う），④閃光刺激，過呼吸，睡眠などからの賦活（ふかつ）の記録に15分ほど費やす．以上で一連の測定は終わる．最後に，電極を取り外して簡単な髪の清拭に5分ほどかかるので，通常の脳波検査は最短でも約1時間はかかる．

3.3.2 脳波の性質

目標
脳波の波形を分類し性質を説明することができる．

脳の神経細胞は，脳血流（酸素供給）と外部刺激があれば十分に活動し，その際わずかに電気を生じる．大脳は約140億個の神経細胞とその各々に約4万のシナプス（神経結合部）があって情報を互いに交換しているが，その機能の中心的役割をつかさどるのが大脳皮質であり，運動，触覚，視覚，聴覚など中枢機能を果たすと共に知能を生み出している．このような情報交換を行いつつ脳機能を果たすために，大脳皮質の神経細胞は興奮し活動電位を発生する．

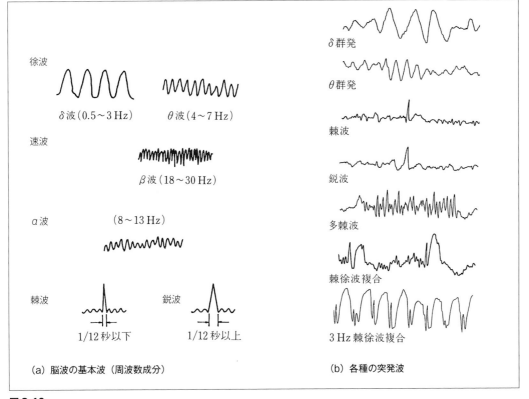

図 3.19
いろいろな脳波パターン
（文献は図3.3に同じ）．

脳波とは，この活動電位を頭皮上より検出する電気信号であるが，頭蓋骨や頭皮を介して頭皮上の電極で導出するため，電極直下の大脳皮質の活動電位を測定したくても，他の部位からの波及電位がある程度重畳(ちょうじょう)してしまい，その程度を正確に見積もることは困難である．

また，脳波はいろいろな刺激によって常に変化し，定常性に乏しい．例えば，安静閉眼状態でできるだけ一定の意識水準を維持しようとしても，30秒間維持するのは無理である．そこで統計的分析を行うためには，定常性を5〜10秒あるいは10〜15秒の区間に求めざるをえないことになる．

常に変化している脳波も，いくつかの特異なパターンの不規則な組合せになっている．そのパターンはおおよそ図3.19のように周波数成分の分類と特徴的な突発波に分類できる．しかし，この知識があれば脳波が理解できるかというと，そうでもない．正常な同一人であっても，状況によって脳波は変化する．例えば覚醒，睡眠，精神的緊張，不安，思考などの意識レベル，開眼，閉眼，各種の感覚刺激などで脳波は種々に変わる．一般的に異常脳波として突発波が挙げられ，てんかんがその代表として認識されている．しかし，13チャネルで30分もの脳波記録から，突発波がどこにあるか，その頻度はどのくらいで，どのように疾患と関係しているのか，といったことは専門家でないと判読できない．

3.3.3 脳波の発生機序：
脳波計はなぜ誘導電極数が多いのか

■ 目 標 ■

脳波の発生機序が説明できる．

先に述べたように，脳波は意識レベルやさまざまな感覚刺激によって常に変化しているので，定常性に乏しい．それは，大脳皮質に多種類の信号が同時に入力され，その信号を処理しているからである．それぞれの信号処理をする神経細胞群は大脳皮質のほぼ固定された領域に分布している．例えば，人間の五感が大脳皮質のどの領域に反応するかは図3.20に示すとおりである．

間脳，中脳，橋，延髄，の各部で構成される脳幹は脳神経の発着場であり，呼吸，循環などの生命活動の基本的な営みを支配する重要な部分である．五感に見られる視覚や聴覚などの知覚情報や，上行性伝(じょうこうせい)導路（求心路(きゅうしんろ)）が伝える末梢神経からの知覚情報，あるいは末梢に下行性伝導路（遠心路(えんしんろ)）を経て送られる運動性情報も大部分が脳幹網様体(もうようたい)を上行・下行して大脳皮質と連結している．これらの情報交換の核となるのが脳の中心にある視床である．図3.21に示すように視床はいくつかの区分（9区分といわれている）からなり，それぞれ大脳皮質の特定の領域と結合して情報交換を行い，それに基づいて特定の情報処理を行って末梢にさまざまな指令を発している．このように

大脳皮質の場所によって神経活動が異なるのであるから，頭皮上から脳の活動状態を知ろうとするには，頭皮上の全領域から脳波信号を検出しなければならないことになる．このことが，全頭皮を覆うように21個もの電極を付け，100近い誘導数で脳波を測定する理由である．

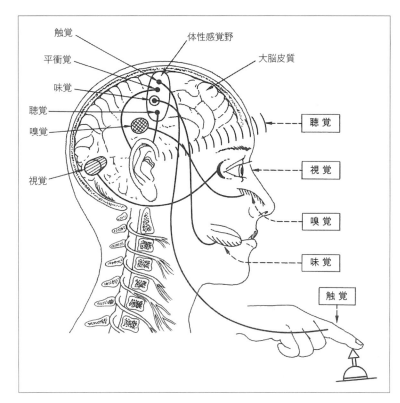

図 3.20
五感と大脳皮質（五感情報は大脳皮質の決められた領域に伝達される）（文献は図3.3に同じ）．

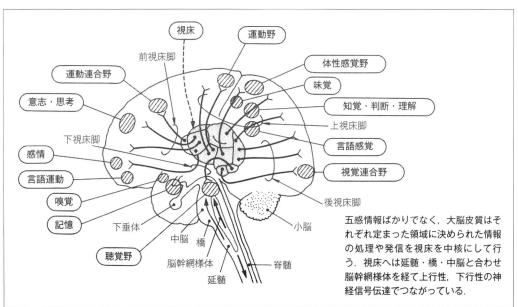

図 3.21 大脳皮質活動と視床の関係．

3.3.4 脳波の解析

目標

時系列的な脳波の解析法とマッピング手法を説明できる．

　定常性の乏しい脳波であるが，コンピュータによる処理技術の向上とデータ解析速度の短縮によって解析が可能になってきた．脳波が意識レベルによって変化することは，記録波形から当然な現象として理解されている．そのため，睡眠による健康人の意識レベルの変化という現象は脳波の研究に最適な対象となる．

　成人の睡眠深度は5つの状態に分類される（図3.22）．閉眼安静覚醒状態（W）から入眠および軽眠に至る初期の状態（ステージ1），軽眠時の状態（ステージ2）中等度睡眠の状態（ステージ3），深眠期状態（ステージ4）および急速眼球運動（rapid eye movement: REM）を伴う状態（レム期）のそれぞれの脳波に特徴がある．ステージ1ではθ波が中心で，ときどき頭頂部付近に瘤波（ハンプ）が加わる．ステージ2ではハンプに紡錘波（スピンドル）が出現する．ステージ3ではスピンドルとδ波が混在する．ステージ4ではδ波が頭部全体に拡大する．レム期ではθ波が中心となり，さらに水平眼球運動を伴うようになる．

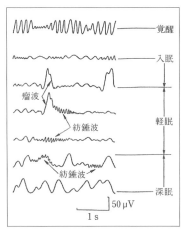

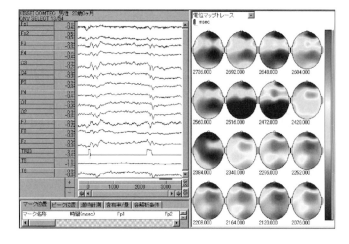

図3.22（上図左）
睡眠ステージと脳波．

図3.23（上図右）
誘発脳波の時間的遷移のマッピング．

　脳波の解析手法には，時系列的な方法のほかに，短時間での解析や，解析結果の容易な判読といった要求に応える形で，マッピング手法が登場した．13〜17チャネルの入力信号をもとに，電極間の電位分布あるいはエネルギー分布を補間法によって推定し，100チャネル以上のファイリングメモリからの読出し信号で，二次元の画像イメージを作成して色分け処理を施し表示するのがマッピング手法の基本である．図3.23に誘導脳波の時間的遷移のマッピング例を示す．周波数成分による電位，パワースペクトル，誘発反応における刺激からの反応出現時間（潜時）のマップなどさまざまな対象が考えられ，誘発刺激や薬物刺激に脳がどのように反応し変化していくかなどを，定常

性の少ない脳波であってもマッピングは客観性のあるデータ評価法として使用されている．

3.4 血圧計

リバロッチ（1896年）とニコライ・コロトコフ（1905年）によって，図3.24に示す原理が構築された．以後，この間接的な非観血式血圧計が血圧測定の主流をなし，1936年W・ハミルトンの光学式血圧測定法の開発を経て，1950年にO・ガウアーによる小形圧力センサの開発を見るまで，観血式の直接血圧測定は実用に至らなかった．1950年代中ごろから心臓ペースメーカの開発や開心手術などの循環器を対象とした外科手術が盛んになるにつれ，観血式血圧計の進歩は加速された．

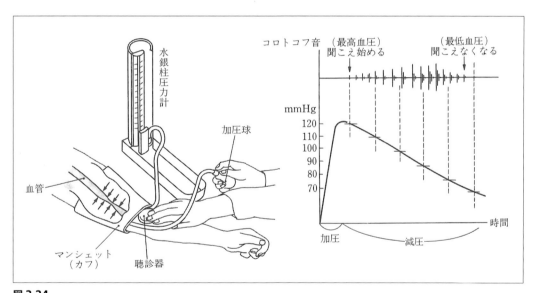

図 3.24
コロトコフ音と水銀柱圧力計による血圧計．

3.4.1 観血式血圧計

目標

血圧が生じるメカニズムと観血式血圧計の構造が説明できる．

血管内に生理食塩水を満たしたカテーテルを挿入し，血圧を体外に導いて血圧トランスデューサで測定するのが観血式と呼ばれる方式である．カテーテルで体内とつながっているため（圧力の電気信号の変換には）十分な絶縁を保つ必要がある．以下（a）にドーム型，（b）にカテーテル先端型の観血式血圧計の構造と特性を示す．

なお，血圧測定は測定したい位置の血管（動脈，静脈）が対象となる．血圧の発生源である心臓のポンプ作用とその末梢を含んだ循環系の動きを，分かりやすくモデル化すると図3.25のように表現できる．

ポンプ（心室）から一気に水（血液）をホース（大動脈）に流出するとき（心室が収縮するとき）は大きな圧力で押し出すことになるから，ホースの内圧（動脈圧）が上昇し，ホース管壁（弾力性のある血管壁）は伸展する．流出が止まると（心室が弛緩し拡張すると）ホースへの流入は止まるが，伸展した壁の張力が持続的に水を末端へ送る．1回ごとの拍出（ポンプの流出），すなわち大動脈への間欠的な流れは，しだいにわずかに脈動する連続的な流れとなって毛細血管に至り，急激に血圧は低下する．これを実際の生理的モデルに置き換えると，図3.25のようになる．血圧は血管を流れる血液が血管壁を押す力で，その値は（大血管の弾力性よりも）おもに小動脈などの細い血管の抵抗の影響を受ける．したがって，部位によって波形も血圧値も異なる．

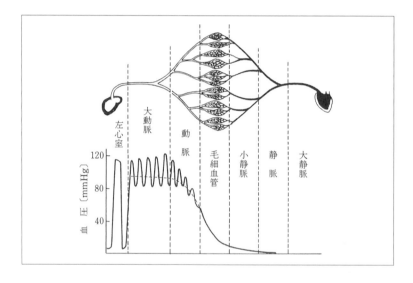

図 3.25
心臓のポンプ機能と血圧の生理学的モデル（文献は図3.3に同じ）．

(a) **ドーム型観血式血圧計**

ドーム型観血式血圧計の構造と測定方法を図3.26に示す．なお，絶縁方法は受圧膜が金属であるかプラスチックであるかといった違いにより異なってくる．カテーテルから導出する血圧は，カテーテル先端から検出膜までの伝達特性が低域周波数であるため周波数特性範囲が0～20Hz程度であり，必ずしも忠実度の高い波形が記録されるとは限らない．

(b) **カテーテル先端型観血式血圧計**

カテーテルの先端に圧力センサを装着する測定法（カテーテル先端型）も存在する．この原理を図3.27に示す．この検出素子（半導体ダイアフラムセンサ）はシリコーンで絶縁されており，直径が約2mmと細かく，測定したい部位に直接留置することができる．そのため，0～10kHzと広域の周波数特性を得ることができる．カテーテ

ル導出法とカテーテル先端検出法の特性比較を表 3.1 に示す．

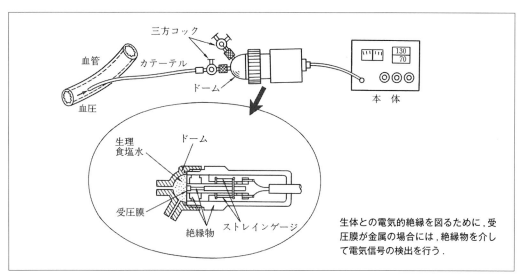

図 3.26（上図） 観血血圧測定法（ドーム式）（文献は図 3.3 に同じ）．

図 3.27（右図） カテーテル先端型圧力センサ（文献は図 3.3 に同じ）．

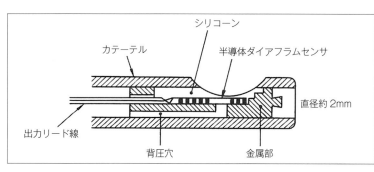

表 3.1
血圧検出の各種の方式とその特性．

	種類	検出素子	特徴
ドーム型	ワイヤストレインゲージ型	金属細線のストレインゲージ	廉価で最も普及、温度変化に対して安定、衝撃に弱い
	半導体ストレインゲージ型	半導体でできたストレインゲージ	小形にできる、衝撃に強い、温度の影響を受けやすい
	差動トランス型	差動トランスをトランスデューサとして使用	衝撃に非常に強い、温度変化に対して安定、周波数特性が悪い
	クォーツ型	コンデンサの原理を応用	衝撃には最も強い、温度変化に対して安定、周波数特性が悪い
カテーテル先端型		カテーテル先端に超小型のトランスデューサ（半導体センサなど）を封入	周波数特性が最も優れている、セミディスポーザブル型で高価

3.4.2 非観血式血圧計

目標

非観血式血圧計の測定原理と測定誤差の生じる原因を説明できる.

図3.24のコロトコフ音を聴診して測定する間接法は，コロトコフ音の聴受が簡単でなく，正確な血圧値を読み取るには熟練を要する．また，この方法では自分自身で血圧測定を行うことはできず，自動的な測定はさらに困難であった．しかし，1970年代になってオシロメトリック法(振動法)と呼ばれる新しい測定技術が加わり普及することによって，長時間の患者のモニタ，手術中のモニタとして使用されるばかりでなく，家庭での日常的な健康管理にも利用されるようになった．

オシロメトリック法の原理は，コロトコフ音の聴診法におけるのと同様に，カフによる上腕動脈の閉塞と開放を行い，その過程におけるカフ内圧の振動の変化を半導体圧力センサで検出する．カフ内圧とそのなかに含まれている拍動に同期する微小振動を分離し，振動信号の出現開始時のカフ圧を最高血圧とし，消出した時点のそれを最低血圧とする．これらの一連の作業はマイクロコンピュータによって自動的に行われ，測定結果は液晶表示面に数字で表示される．図3.28に測定原理と家庭用に使用される機器を示す．この方法は，まず最大振幅位置が平均血圧値として決定され，振動振幅が急激に増大する圧を最高血圧，急速に減衰する圧を最低血圧としている．ここがコロトコフ音の聴診法と多少異なる点である．平均血圧は次のように定義されている．

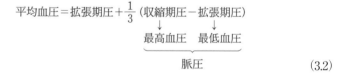

$$\text{平均血圧} = \text{拡張期圧} + \frac{1}{3}(\text{収縮期圧} - \text{拡張期圧}) \tag{3.2}$$

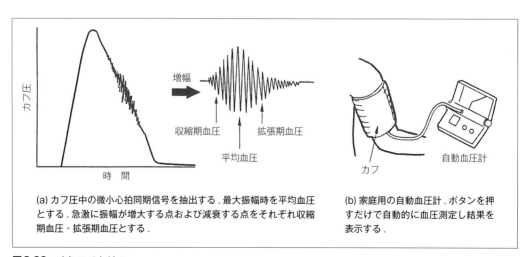

(a) カフ圧中の微小心拍同期信号を抽出する．最大振幅時を平均血圧とする．急激に振幅が増大する点および減衰する点をそれぞれ収縮期血圧・拡張期血圧とする．

(b) 家庭用の自動血圧計．ボタンを押すだけで自動的に血圧測定し結果を表示する．

図3.28 オシロメトリック法の原理と家庭用機器（文献は図3.3に同じ）.

オシロメトリック法の血圧計は病院の内科外来や人間ドック・成人病検査などで通常に使用されている．さらに，手首や指先でも測定できるオシロメトリック法血圧計が一般に市販されている（図3.29）．これらは簡便に使用できることで普及しているが，手首や指先といった測定部位の高さが心臓の高さと一致していないと大きく誤差を生ずるので注意しなければならない．

オシロメトリック法は
- コロトコフ音では聞こえにくいような低血圧も測定しやすい
- マイクロホンのように信号検出位置に制約されない
- 検出器が故障しにくい

などの特徴をもっている．一方で，体動が継続する場合や不整脈が頻発する場合の信頼性低下や，上腕より末梢での測定値に誤差が生じやすいなどの欠点がある．

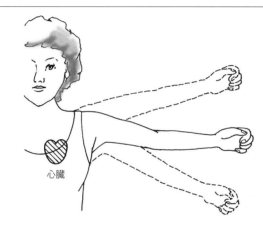

(a) 心臓の位置を基準にして手首や指先の相対位置の高低によって血圧が変わる．これは重力の影響に起因する．

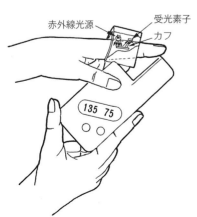

(b) 指先で測定するオシロメトリック血圧計．

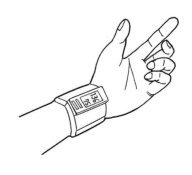

(c) 手首で測定するオシロメトリック血圧計（圧脈波式）．

図 3.29 手首や指先の血圧測定と位置による変動（文献は図3.3に同じ）．

■ **参考文献** ■

1) 金井寛:医用電子と生体工学, **21**-7: 537-544, (1983).
2) Stockard, J. J. *et al*.: Mayo Clin. Proc., **52**: 761, (1977).

4 事故事例にみる医用電気・電子機器の変遷と事故対策

4.1 本章の概要

目標
本章の目標を認識する.

　本章で事例として用いる北大電気メス事件（札幌高裁・昭和51年3月18日判決）は北大付属病院で患者（2歳4カ月）の動脈管開存症切断手術中に電気メスの電流を通す対極板装着部位（右下腿部）に熱傷が生じ，下腿切断に至った事件である．裁判では電気メスケーブルの交互誤接続（プラス側とマイナス側のケーブルの取り違い）が事件の原因であると認定され，ケーブルを誤接続した看護師1名が有罪，執刀医は無罪の判決となっている．

　しかし，電気メスケーブルの交互誤接続のみでは事故は発生せず，安全装置のない心電計の同時使用があったために本件事故が発生したこと，本件事故までは電気メスの交互誤接続により患者に甚大な被害が及ぶリスクがあることは認知されていなかったこと，さらには現在では当たり前となっている接続のダブルチェックが当時は行われていなかったこと等を考えると，電気メスの準備を行った看護師1名を有罪にすることは再発防止の観点から疑問が残る．

　そこで，電気メスによる事故リスクの技術的な検証と事故対策としての医用電気・電子機器変遷の歴史，チーム医療における役割分担と責任の所在，といった観点から本件事故の分析を行う．

　さらに，次々に新しい医療機器が臨床の現場に導入されている現状に照らし合わせ，医療事故における原因究明の困難さとその打開策，再発防止に向けた臨床現場での教育体制の整備，医療機器メーカーや行政の役割と責任等に関する考察も行ったうえで，安全で透明性のある臨床現場の実現に向けた検討を行う．

4.2 電気メスの原理・構造および使用法

4.2.1 電気メスの原理・構造

目標
電気メスの基本的な動作原理と構造を説明できる.

　電気メスは，基本的には，図4.1に示すように，電気メス本体，メス先電極，対極板という3つの要素から構成されている．
　電気メス本体では500kHz～1MHzの高周波電流が発生し，これが生体に接触するメス先電極へ運ばれ，生体内を流れ，対極板から流れ

出て，再び本体へと還流する．

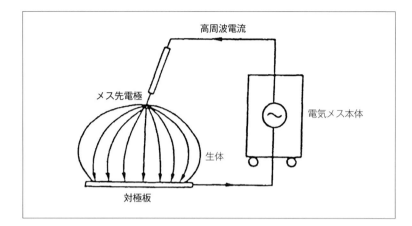

図4.1
電気メスの原理（小野哲章：体外循環技術, **10**(2): 10-18, 1984を描き改める）.

このとき，図4.1に示すようにメス先電極が接触した部分の生体内には電流が非常に集中して流れる．そのため，メス先電極が接触した生体の一点で大きなジュール熱（電流が細いところを流れるときに発生する熱）が発生し，その点は高温になる．一方，電流は生体内部では広がって流れるため，内部では熱は発生しない．最終的にこの電流はもう1つの面積の広い電極（対極板）から流れ去っていく．

なお，電気メスに高周波が使われるのは，人体は高い周波数の電流を感じにくい性質を持っているからである．生体を切るほどのエネルギーを，家庭用電源と同じ50〜60Hzの低周波数で与えると患者はショックを受けて心室細動を誘発されてしまうが，高周波ならショックを与えることなく電気メスを作用させることができる．

4.2.2 使用法（切開モードと凝固モード）

目　標

電気メスの切開モードと凝固モードのメカニズムを説明できる．

切開モードでは図4.2（a）に示すような連続的正弦波の高周波電流を用い，以下の①〜④のような原理で生体組織の切開を行う．
①高周波電流により数μ秒〜数10μ秒で生体は100℃に達する
②細胞中の水分は瞬時に沸騰し蒸気化（いわゆる蒸気爆発）する
③蒸気は細胞膜を破ってはじけ飛ぶ
④火花は隣接した他の細胞に飛び，再び蒸気爆発を起こさせる
切開モードでは，この過程を繰り返しながら次々と蒸気爆発を起こさせる．

一方，凝固モードでは図4.2（b）のような断続的な正弦波電流（バースト波）を流し，その電流持続時間を10μ秒くらいにすることで，火花が飛んで電流が流れても，生体組織が100℃になる前に電流が切れて蒸気爆発を起こさないようにしている．そのため，生体組織は乾燥化し凝固作用，止血作用のみが起こる．以上が凝固モードの原理で

あり，組織を100℃程度に加熱すると凝固（止血）できる仕組みは，ゆで卵の原理と同じで，タンパク質でできている人体組織は70℃〜100℃くらいで変性を起こして固まるという性質を利用している．

なお，実際に切開を行う際には（a）と（b）の中間的な波形（ブレンドモード）を用いることが多い．

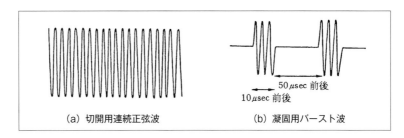

図4.2
切開モードと凝固モードの電流波形．

4.3 電気メス関連技術の変遷

電気メスは後述するように種々の問題点を持っているが，レーザメスや超音波メスなどの新しい手術用機器の登場を受けて，次々と新しい機種や付属品が開発された．そこで，電気メスに関する技術的変遷を安全性の観点から述べる．

4.3.1 ソリッドステート型

目標
初期の電気メスと比較してソリッドステート型電気メスの特徴が説明できる．

初期の電気メスは，発振に真空管や火花ギャップを用いてきたが，その後トランジスタやICを用いたソリッドステート（固体素子）型のものが主流となった．特に後述のフローティング型は全てソリッドステート型である．また，ソリッドステート回路の採用によって，出力波形を自由にコントロールすることができるようになり，電気メスの性能が飛躍的に進歩した．しかし，真空管式，火花ギャップ式にも①構造が簡単，②出力ショートなどの酷使にも耐え故障も少なく長寿命，といった利点があり，対してソリッドステート型には①内部回路が複雑で故障率が高い，②過負荷や長期間連続使用に弱い，といった欠点があるので注意が必要である．

4.3.2 フローティング型

目標
フローティング型では高周波分流が起こりにくい理由を説明できる．

電気メスでは，正規の経路以外に高周波電流が漏れてしまう高周波分流による熱傷のリスクが存在する．これは，メス先電極から身体に流入した電気メス電流が，身体に接触している対極板以外の金属部を通ってアースに流れ，電気メス本体へ還流してしまうために起こる．

初期の電気メスは対極板がアースされた対極板接地型であったので図4.3 (a) のような分流が生じた．その後，対極板がアースから浮いたフローティング型電気メスが開発され普及している．図4.3 (b) に示すフローティング型では原理的に高周波分流が起こらない．しかし，高周波は近接した金属部に飛び移る性質があるため，完全なフローティングは難しく，注意が必要である．

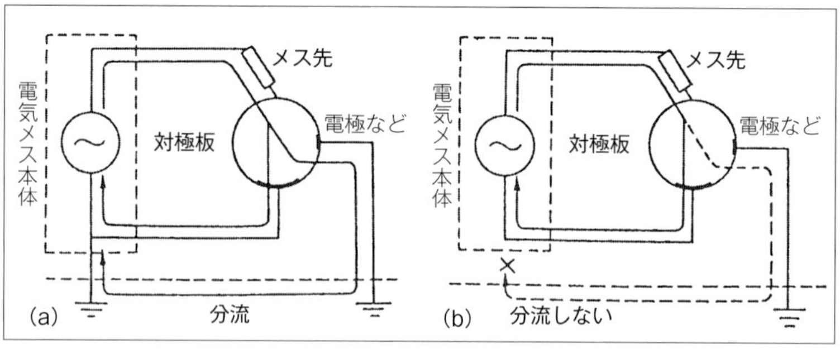

図 4.3
(a) 対極板接地型電気メスと (b) フローティング型電気メス（文献は図4.1に同じ）．

4.3.3 バイポーラ方式

[目 標]

バイポーラ方式の電気メスの形状と使用法を説明できる．

普通，電気メスの電流は，メス先電極から流れ込んで対極板から流れ出ていくわけであるが，図4.4に示すように両者を一カ所にピンセット状にまとめてしまった方式をバイポーラ方式という．バイポーラ方式は微細な凝固に使われるが，この方式はフローティング型電気メスまたはフローティング型凝固器でないと使えない．

なお，北大電気メス事件発生時にはバイポーラ方式はまだ実験開発段階であった．

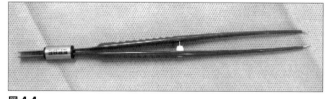

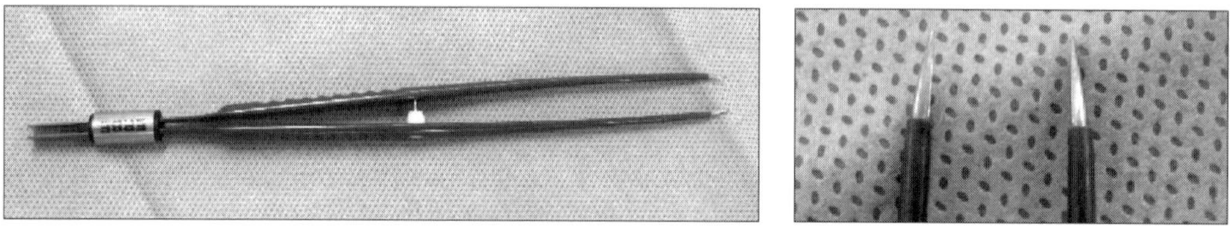

図 4.4
バイポーラ方式電気メスの外観．

4.3.4 安全モニタ回路

[目 標]

主な安全モニタ回路の名前を覚え仕組みが説明できる．

最近の電気メスには，患者の安全性を監視する種々のモニタ回路が付属している．そのいくつかを略説する（図4.5参照）．

(a) 対極板コード断線モニタ

接地型電気メスによる高周波分流の原因として最も大きなものは，対極板コードの断線である．このため，断線モニタが最近の電気メスにはほとんど装備されている．これは，対極板コードを2本線にして

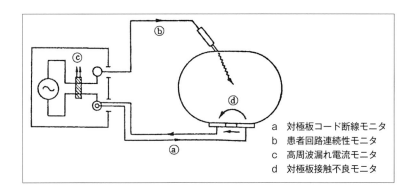

図 4.5
安全モニタ回路(矢印は検出用信号の流れ)(文献は図 4.1 に同じ).

a 対極板コード断線モニタ
b 患者回路連続性モニタ
c 高周波漏れ電流モニタ
d 対極板接触不良モニタ

おき,微弱な監視用電流を,本体→一方の線→対極板→他方の線→本体とループになるように流し,その連続性をモニタする方式である.断線が発見されると,アラーム(音と光)を発し,出力が遮断される.

(b) 患者回路連続性モニタ

別名「接触継電方式」とも呼ばれるが,メス先電極が患者に触れて,本体→メス先電極→身体というループができたときはじめて本体の出力が出るようになったもので,このループのどこかに断線(対極板の身体へのつけ忘れも含む)があった場合は出力が出ない.これも微小電流をこのループに流してモニタしている.

(c) 高周波漏れ電流モニタ

正規の経路を通らない高周波の漏れ電流(メス先電極へいく出力電流と対極板から戻ってくる還流電流との差)を検出し,この値が基準値をこえたら,アラームを発し出力を遮断する方式のモニタである.

(d) 対極板接触不良モニタ

対極板を 2 分割しておき,身体に貼り付けたとき一方から他方へ微小電流を流して,接触状態(接触抵抗)をモニタする.ただし,微妙な接触不良は検知が難しい.

4.4 北大電気メス事件の概要

この事件は,大学病院において当時としては最新の医療機器を用いて行われたチーム医療に際して発生した医療事故である.裁判記録に基づき,事件の概要を説明する.

4.4.1 裁判記録からみた事件の概要

目標

北大電気メス事件の概要を理解する.

本件は,北大医学部付属病院で行われた動脈管開存症患者※(当時 2 歳半)の開存動脈を大動脈との分岐点で切断する手術に際して,その手術自体は成功して患者の障害を除くことはできたが,その手術に用

※動脈管開存症[3]
　動脈管は大動脈弓の内側で左鎖骨下動脈のほぼ対側に発し，肺動脈分岐部に流入する．胎児の動脈管は肺動脈幹と直結して太く，胎児循環時の右室から駆出される血流量の90%は動脈管から下行大動脈に流入する．通常，動脈管は出生後約1カ月で閉鎖するが，閉鎖しない場合はうっ血性心不全，発育不全などを起こしやすい．

いられた電気メスの電流を通す対極板を装着した患者の右下腿部に重度（3度）の熱傷が生じ，そのために下腿を切断せざるをえなかったという医療事故に関して，この手術を行った医療チーム（9名）のうち，電気メスを使った執刀医Xと電気メス器の操作にあたった看護師Yの刑事責任が問題とされた事件である．

第一審判決では，執刀医無罪，看護師有罪（罰金5万円）となり，検察官及び看護師側の双方から控訴されたが，控訴審判決は各控訴を棄却し，第一審判決をほぼ全面的に肯定した．

争点は多岐にわたるが，①ケーブルの交互誤接続から熱傷が生じる可能性のあることが事故当時に予見可能であったか，②執刀医が電気メスを使用するにあたって，ケーブルの接続を看護師に任せて自ら点検しなかったことが注意義務に違反したものといえるか，の2点が裁判での主要な争点となった．

4.4.2 ケーブル交互誤接続と電流の経路

■目標
電気メスケーブルの交互誤接続により熱傷の生じる理由を説明できる．

本来，電気メスは，出力端子→メス側ケーブル→メス先→患者の身体→対極板→対極板側ケーブル→対極端子，という電気回路（図4.6(a)）を通って流通させ，メス先と患者の接触部電気抵抗が大きいことによって高熱を発生させる機器である．

それに対して，メス側ケーブルと対極板ケーブルを交互誤接続した場合，出力端子→対極板側ケーブル→対極板→患者の身体→心電計接地電極→心電計のアース→電気メス本体のアース→対極端子，という電気回路（図4.6(b)）が形成され，対極板と患者の接触部が過熱されることになり，使用条件によっては重度の熱傷を発生するリスクがあり，本件では交互誤接続によりメス先電流が本来より小さかったことに対して電気メスの出力を過剰に上げたことが対極板付近での熱傷発生につながった．

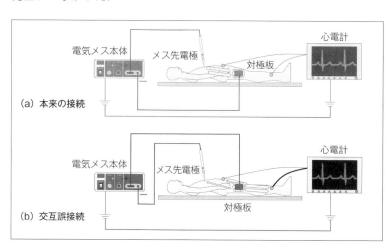

図4.6
本来の電流経路とケーブル交互誤接続時の電流経路．

4.4.3 手術前の状況

> **目標**
> 大病院における指揮命令系統の特殊性を説明できる．

　大病院における指揮命令系統は特殊な状況となっており，責任の所在を明らかにするうえで障害となることがある．本件当時，北大附属病院において，手術部は各診療科から独立しており，手術室の管理，手術器材器具の整備，介助看護師の教育などを集中的に行っていた．ただし，手術機器・器具類のセットに関しては，責任が手術部・診療科のいずれにあるのか内部的に意見の対立があったようである．

　本件手術に際しては，医師 X が執刀医，医師 A，B，C が助手として指名され，他方，手術部看護師長により，看護師 D が直接介助，看護師 Y と看護師 E が間接介助に決められ，麻酔科医 2 名も決められた．

4.4.4 手術の流れ

> **目標**
> 北大電気メス事件における手術の流れを理解する．

　本件手術の開始にあたって，Y は電気手術器本体の電源ケーブルをソケットに挿入し，E は子供用対極板付ケーブルを器材室から持ってきて，患者の右足関節上に対極板を装着し，麻酔科医が患者に全身麻酔をかけ，心電計の接地電極を患者の身体に装着するなどして，電気メスのセットだけを残して手術の準備が完了した．そこで，手術にとりかかることになり，Y は，電気メスのダイヤルをセットし，X が患者の被布の上から投げ渡したメス側ケーブルのプラグと被布の下から床面に垂れ下がっていた対極板付ケーブルのプラグとを電気手術器本体の 2 つの端子接続口に挿入した．ついで，X は執刀を開始し，電気メスで出血個所を凝固させようとしたが，効きが悪いので，X および A は Y に対し「弱い」と指示し Y が出力を上げ，なんとか止血処理することができたが，後に再びメスを使用したときは効きすぎる状態であったので，X から「強すぎる」と指示がなされ Y が出力を下げ，以降メスの効きは正常にもどり，手術自体は成功した．しかし，対極板を装着した付近の患者の右足関節直上部に重度の熱傷が生じていたことが直後に判明し，右下腿を手術により切断せざるを得なかった．

4.5 電気メスによる事故と対策

現場で遭遇する電気メスに由来する事故（問題点）を大別すると表4.1のようになる．このうち，熱傷事故が最も重要であり，最優先で対策を考えなければならない．

表4.1
電気メスに由来する事故．

事故の種類	内容
熱　傷	対極板部での局所的電流密度の増大，高周波分流
電気ショック	ミクロ・ショック，マクロ・ショック，二次的事故
雑音障害	モニタ障害，ペースメーカ動作への影響，デジタル機器への影響
爆　発	引火性麻酔ガス，高濃度酸素環境下での使用

4.5.1 熱傷事故とその対策

目標

電気メスによる熱傷事故の発生理由とその対策を説明できる．

熱傷事故は，対極板を貼り付けた部位で起きるものと，それ以外で起きるものの2つに大別できる．

(a) 対極板部での熱傷

手術後，ときとして対極板を付けた部位の患者の皮膚に熱傷が発見されることがある．これは，手術中に何らかの原因で，対極板のごく一部に高周波電流が集中してしまい，そこで熱が発生したことを意味する．

この原因は図4.7に示すように，

i) 骨の突出しなどのため対極板の一部しか体についていない
ii) 使い古し等のため凹凸や反りがある対極板を使用
iii) 接触を良くするためのゼリーやペーストに不均質や部分乾燥がある
iv) 小児用などに正規の対極板を小さく切って使用
v) 術中の体位変換などの動きで対極板がずれて一部しか体についていない

などのように，対極板として有効に作用する面積が極端に減ってしまう場合である．

(b) 対極板部以外での熱傷

電気メスを使った手術の後，対極板を装着したところでないところに熱傷が発見されることがある．これは，何らかの原因で，本来対極板を通って本体へ還るべき高周波電流が，正規のルート（すなわち，

身体→ 対極板→ 対極板コード→ コネクタ→ 電気メス本体）以外を通って本体へ還ってしまうときに起こる．このような，正規ルート以外を高周波の電流が流れてしまうことを"高周波分流"と呼び，その分流してしまった電流を"高周波漏れ電流"という．この分流によって熱傷が発生するおそれのある部位は，図4.8に示すように，

 i) 手術野の近くの電極部分(小さなディスポ心電図(ECG)電極など)
 ii) 周囲の金属部に接触している患者身体（金属手術台と患者の手の接触など）
 iii) その他（身体の部分同士が小面積で接触している部位など）

が考えられる．

この対極板部以外の熱傷は，2つの要因が重なったときに起こる．それは，「何らかの原因で対極板の方へ電流が還りにくくなってしまうこと」と，「電流の流れやすい経路が対極板以外にあること」の2つである．

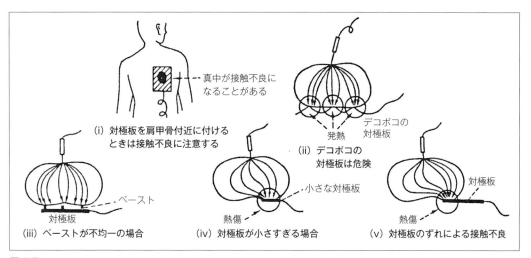

図4.7
対極板部での熱傷事故の原因．

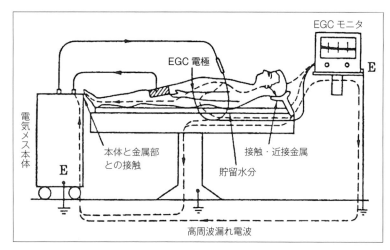

図4.8
電気メスの高周波分流．

(c) 熱傷事故の対策

熱傷事故は，前述のように，その発生部位，発生要因ともに実に多様である．これを防ぐには，その要因の一つ一つを取り除くためのきめ細かい注意が必要である．具体的な注意事項のうち本件事故と関係のあるものを以下①〜⑤に示す．

① 適切な対極板を用いる
② 対極板を適切に装着する（ペーストの分量など）
③ 対極板コードと本体との接続を確実に行なう（2人以上で確認）
④ 手術野の近くには心電図電極などをとりつけない．とくに，脳波モニタ用には皿電極を用い，針電極は使わないようにする．さらに心電図誘導コードには分流阻止対策をしたものを用いるのが望ましい
⑤ 手術中に切開・凝固能力が低下したら，対極板の接続・接触状態を再確認する

なお，前述したように，分流通路であるアースから対極板回路を浮かして，分流が起こりにくいようにしたフローティング型電気メスも市販されている．その他，現在の技術で本件事故を防ぐための機器側の安全対策を考えると，高周波漏れ電流モニタの使用，安全対策のとられた心電計の使用などが挙げられる．さらに近年ではレーザメスの普及もあり，本件のような事故の再発可能性は極めて低い．

4.6 再発防止に向けた分析（医工学・法科学の立場からの分析）

本件では，一般的にチーム医療における責任者として執刀医が手術中の全ての過失に対して責任を持つ，という従来の考え方ではなく，チーム医療に「信頼の原則」が適応されるとの判断から，ケーブルの誤接続を行った看護師のみが有罪となった．

この判決に対しては「本来道路交通における危険配分の法則として判例上形成されてきた信頼の原則が医療チーム内での分業の原則にも直ちに適応し得るか？」という法律上の疑問も存在するようであるが，医工学，法科学を専門とする筆者が事故の再発予防という視点から本件事故を振り返ると，①教育体制の不備，②我が国のチーム医療における分業体制の未成熟さ，③事故調査の難しさ，といった問題点が挙げられる．これらの問題点に関する著者の分析を以下に記述する．

4.6.1 教育体制の不備

■目標
医療事故の要因とその重要度を説明できる．

医療事故の要因分析と対策に関して，事故要因を「不注意」，「未熟」，「管理」，「職場環境」の4要因に分類し調査・分析を行った結果を図4.9

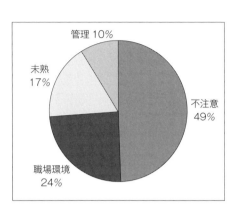

図 4.9（上図左）
医療事故要因の割合．

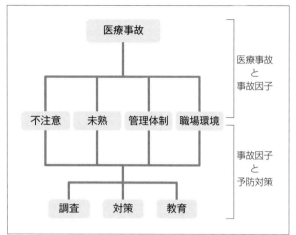

図 4.10（上図右）
医療事故の構成とその対策構造．

に示す．図 4.9 より「不注意」によるものが 49% と最も大きな影響を与えていることがわかる．さらに図 4.10 に示す対策構造から階層分析法（AHP）を用いて「医療機器に関連した事故」に対して事故対応の方向性の決定を行った結果を表 4.2 に示す．表 4.2 より「教育」,「対策」,「調査」の順に重要性が高いことが確認できる．以上より，医療機器に関連した医療事故を防止するためには，不注意の対策と調査を平行し，職場の教育を一番に行い，次いで管理対策と習熟度調査，安全確認などの教育を行うことが有効であることが示唆されるが，事故当時は医療機関における危機管理の概念が形成されておらず，教育体制が不十分であったことが事故を防げなかった一つの要因であり，医療機関の経営者や行政にも責任があったのではないだろうか．

表 4.2
機器に関連する事故対策の重要度．

	不注意	職場	管理	未熟
対策	0.150	0.054	0.084	0.009
調査	0.038	0.015	0.036	0.037
教育	0.350	0.191	0.009	0.004

なお，医療機関の教育システムは近年，大きく改善しているものの，まだシステムとして十分に成熟しているわけではなく，医療機器の取り扱いに関しては，①医師，看護師などの医療スタッフ，②臨床工学技士，臨床検査技士といった機器の操作に精通した医療スタッフ，③機器の構造を熟知した専門家（医工学研究者，医療機器メーカー技術者など），が連携して事故を未然に防ぐための仕組み作りをハード・ソフト両面で行っていく必要がある．ともすれば技術者は「物理的に誤接続できない形状にすれば（本件のような）事故は防げるだろう．」と考えがちであるが，日々「現場合わせ」で患者と対峙している看護

師の目線に立てば,「何かのミスで接続端子の径が合わないのだろう」と考え,医療用テープなどで簡単に（誤接続可能な形状に）合わせてしまうことが想像できる．筆者は医療機関で仕事をしてきた経験より,事故防止に向けた教育システムを構築するうえでは,医師などの医療スタッフ,機器の専門家,さらには医療機関の経営者がお互いに,それぞれの職種における文化,考え方を理解するところから取り組む必要があると考える．

4.6.2 チーム医療における分業体制の未成熟さ

目標
チーム医療における分業の理想と現状が説明できる．

今日,チーム医療とは「医療に従事する多種多様な医療スタッフが,各々の高い専門性を前提に,目的と情報を共有し,業務を分担しつつも互いに連携・補完し合い,患者の状況に的確に対応した医療を提供すること」との共通認識が（実現できているかは別として）待たれるようになってきたが,本件当時の我が国では,医療行為とは医師が行うものであり,看護師,薬剤師などのコメディカルは医師の医療行為の一部を「下請け」しているといった感覚が強かったのではないだろうか．それは,ほとんどの医療事故で医師が有罪となっている現状とも良く一致しており,本件において看護師のみが有罪判決を受けるというのは,「チーム医療における分業体制」の過大評価のように思われる．

では,理想的なチーム医療を実現するためにはどのような取り組みが必要となるのであろうか？ 厚生労働省のチーム医療に関する検討会では「チーム医療を推進するためには,①各医療スタッフの専門性の向上,②各医療スタッフの役割の拡大,③医療スタッフ間の連携・補完の推進,といった方向を基本として,関係者がそれぞれの立場で様々な取組を進め,これを全国に普及させていく必要がある．」との考え方を示しているが,裏を返せば,それらチーム医療の基本がいまだに実現できていないことがわかる．また,本件のような最新の医療機器による事故を防ぐ観点からは,医療現場において,医工学の専門家や医療機器メーカーの技術者を交えた密度の濃い情報交換を定期的に実施する必要があるのではないだろうか．

4.6.3 事故調査の難しさ

目標
我が国の事故調査の現状と問題点を説明できる．

筆者は事故の工学鑑定に数多く携わってきた経験から,業務上過失に対する処罰が重く,事故を起こした個人,組織に対する社会の目も厳しい我が国では,事故の当事者のみならず,被疑者とライバルの個人,組織からでさえ,正確な情報を収集することが困難であることを痛感してきた．航空機事故のように社会的影響が大きく,システムそ

のものの欠陥，運航管理体制の問題，ヒューマン・ファクターなど，事故原因を総合的に分析しなければいけない事故に関しては，原因調査を優先すべきとの考え方から，我が国においても捜査当局とは独立した機関（運輸安全委員会）が調査に当たっている．しかし，捜査機関（警察）による過失認定のための捜査も同時に行われ，他の犯罪同様に現場に一番近い人物の行為に責任が集中しがちな現状では，事故の当事者から十分な情報提供を得られないといった問題が存在する．

　医療事故に関しては平成27年10月より，医療事故調査制度が施行され，日本医療安全調査機構が医療事故についての情報の収集・検証・調査，研修，出版等の事業を行っているが，事故の検証・調査がどの程度徹底して行われ，再発防止に十分な効果があるのかは現段階では未知数である．また，病院において採算性の低い法医，病理医の確保は現在困難であり，正確な調査結果による効果の高い再発防止策の提言，正当な責任追及を行うための障害となっている．

4.6.4 事故の再発防止に向けた検討

目標

事故の再発防止に向けた分析結果を的確に説明できる．

　筆者は，本件事故の発生には，機器自体の問題に加え，①教育体制の不備，②我が国のチーム医療における分業体制の未成熟さが大きく関与し，責任の所在の不明確さには，③事故調査の難しさが大きく影響していると感じる．本件の発生した時代的背景を考えると，チーム医療や高度な医療機器の普及に十分な対応ができなかった行政や医療機関にも責任があったのではないだろうか？　エンジニア，医療機器メーカー，研究者などの技術サイドの人間が，より責任ある対応をすることも，最先端の医療機器が引き起こす事故を未然に防ぐために重要であると考える．

■ **参考文献** ■

1) 小野哲章：体外循環技術, **10**(2): 10-18, (1984).
2) 北海道大学電気メス事件. 別冊ジュリスト, **102**: 150-151, (1989).
3) "医学大辞典", 南山堂 (2015).
4) 山中 真, 小井出 一晴, 根本哲也, 伊藤安海他：バイオメディカル・ファジィ・システム学会誌, **10**(2): 107-112, (2008).
5) 根本哲也, 小井出 一晴, 山中 真, 伊藤安海他：非破壊検査, **57**(11): 521-526, (2008).
6) 厚生労働省：チーム医療推進に関する検討会報告書 (2010).

5 生体物性とその測定法

　生体は常に変化しており，同一の情報を再度取得することが困難である．さらに，内分泌系，循環系，神経系による生体の恒常性保持機能が作用するので，その状態を外部からは大きな変化としてとらえることができない．

　一方，生体計測や物理的治療をうまく行うためには，生体物性を高精度に把握する必要がある．生体物性は組織ごとに異なり，①異方性：組織の方向に異なる性質を示す，②非直線性：外から与えられた物理的変化量に対して反応の大きさが比例しない，③周波数依存性：外部から与える周波数によって反応が変化する，④反射・散乱・吸収特性：光や音が入射したとき異なる反応を示す，⑤温度依存性：環境温度によって変化する，⑥時間依存性：時間経過によって変化する，などの様々な特性をもっている．例えば，身近で具体的な対象である皮膚（表皮），筋肉，血液の組織を比べてみると，表皮は細胞密度が高く水分が少ない組織，筋肉は細胞内外の水分比が2対1程度の組織，血液は細胞外液が多い流動性組織であり，その組成によって機械的・電気的・熱的特性がそれぞれに異なる．

5.1　機械的特性

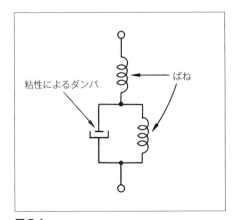

図 5.1
生体組織の機械的等価回路．

　生体組織の機械的特性をマクロに評価するには，線維の弾性や組織液の粘性などの複合的性質として評価する必要がある．応力-ひずみ特性，（機械的）振動特性，音波・超音波の伝播特性は粘性および弾性に依存し，生体組織は図5.1のような粘弾性モデルで表現される．生体の機械的振動，音響振動は一般に変位速度と応力の関係で表される．振動は縦波（圧縮波），横波（ずり波）と表面波で伝わるが，実際には横波，表面波は急速に減衰し縦波のみと考えられる．縦波の減衰は伝播が三次元的に広がり，（媒質が不均質なため）一部のエネルギーが横波に変換されて減衰消滅するためである．なお，周波数が高くなるに従って，縦波の伝播減衰は大きくなる．生体の超音波特性は音響インピーダンス，音速，（周波数に依存する）減衰定数で表すことができる．

音響インピーダンス（密度と音速の積）は媒質の不均質部（不均質面）で異なるので超音波は反射したり減衰したりする．この音響インピーダンスの違いを利用して作像されるのが超音波断層画像である．

5.1.1 骨の粘弾性評価

目標
骨の粘弾性評価に超微小押込み試験が用いられる理由を説明できる．

材料工学の分野では薄膜材などの微小領域の力学的性質を評価する目的で超微小硬度法が注目され，それに伴いナノインデンテーション試験が開発され，実用化されてきた．従来の微小インデンテーション試験（硬さ試験）では，押込み荷重が100mN～10Nの範囲であったが，この試験でも測定が困難なμmスケールもしくはそれ以下の領域の力学的性質を知ることが必要となり，さらに低荷重の試験が可能なナノインデンテーション試験が用いられるようになった．一般的にこの試験法は，押込み荷重をμNのオーダで制御し，そのときの試料への圧子の押込み深さをnmの分解能で測定することから，ナノインデンテーション（超微小押込み）と呼ばれる．図5.2にナノインデンテーション試験に用いられるシステムの構成を示す．

ナノインデンテーションは対象とする物質の微小領域部分の力学特性（弾性率，硬さなど）が得られることから，最近，広く骨組織の力学的特性評価に用いられている．また，骨の力学的特性の一つである粘弾性の測定には，周期的な荷重を骨試験片に作用させる曲げ試験，すなわち，動的粘弾性測定装置が用いられているが，対象とする試験片の大きさなどの確保が必要となるため，試験片形状や寸法および測定領域に制限があった．これに対して，動的粘弾性測定法の一種として連続剛性測定法による動的ナノインデンテーションが開発され，樹脂の粘弾性的特性を明らかにする手法が提案された．この方法は試験片寸法および形状の制限が少なく骨の粘弾性的特性評価において有効な手段である．

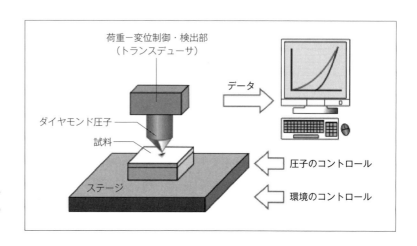

図5.2
ナノインデンテーションに用いられるシステムの構成．

5.1.2 生体軟組織の粘弾性評価

目 標

レオメータによる皮膚の粘弾性測定法を説明できる.

外力に対する人体の力学応答特性データは医療や美容,機器の安全性評価などの分野で近年,その重要性が増している.しかし,粘弾性体である生体軟組織の動的力学特性は測定の困難さなどのため十分明らかとなっていない.皮膚に関してはレオメータ,キュートメータといった装置を用いて粘弾性測定を試みた研究が散見され,その中でも測定精度が高いレオメータを用いた測定に関して,その測定手法を解説し皮膚の動的粘弾性特性における個人差の程度を記述する.

〔1〕**レオメータによる動的粘弾性評価**

皮膚の粘弾性を評価するために,いくつかの非侵襲な手法が提案されている.主な手法は,吸引,ねじり,引張り負荷に対する応答計測に基づいている.ここで紹介するレオメータを用いた測定法は,図5.3 に示すように円盤状のプローブで試料にねじりによるひずみ(ずれ変形)を与え,試料からプローブが受ける応力(粘性抵抗)から図5.4 に示すひずみと同位相の弾性的成分である貯蔵弾性率 G',位相が90°遅れた粘性的成分である損失弾性率 G'',損失正接 $\tan\delta$ ($=G''/G'$)といった動的粘弾性特性を算出する手法である.レオメータの概観を図5.3 に示す.

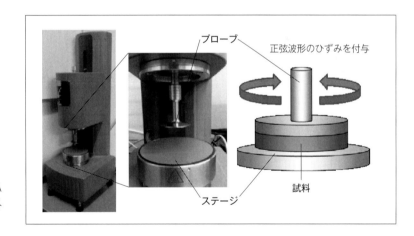

図 5.3
レオメータ (AR550:TA インスツルメント) の外観とプローブ動作説明.

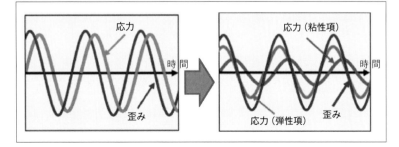

図 5.4
プローブが受ける粘性抵抗からの動的粘弾性パラメータの算出.

〔2〕ヒト皮膚粘弾性特性の個人差

過去の多くの研究では生体（*in vivo*）での力学特性測定は前腕内側の領域で行われている．レオメータでの生体前腕内側での動的粘弾性測定風景を図5.5に示す．この部位は計測が行いやすく，比較的平坦で，体の自然な動作による乱れが少ない．この部位の表皮は，真皮や皮下組織の厚さより薄いため，全体の粘弾性応答は真皮，皮下組織の合成応答となる．岸田，西尾らは，皮膚の力学的特性に対する老化の影響が少ない20代男性9名に対して動的粘弾性測定を行い，図5.6，図5.7に示す結果を得た．なお，図5.6は，2％のひずみを0.5〜2.0Hzで与えた場合，図5.7は，1.0〜4.0％のひずみを1.0Hzで与えた場合の結果である．加齢や日光により引き起こされる皮膚の老化（コラーゲンやエラスチン等の組織変化）の影響が少ない20代男性であっても G', G'' の値は個人によって大きく異なり，動的粘弾性特性の個人差が大きいことがわかる．図5.6より，プローブが与えるひずみ周波数が大きくなると G' は上昇するのに対して G'' は減少することがわかる．その

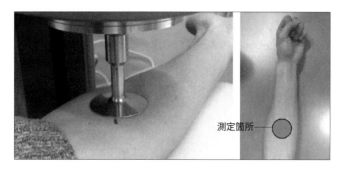

図 5.5
ヒト腕の粘弾性測定風景．

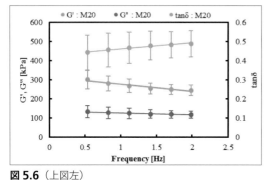

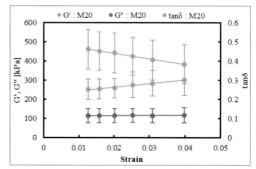

図 5.6（上図左）
ヒト腕の G', G'' とねじり速度の関係．

図 5.7（上図右）
ヒト腕の G', G'' とねじり量の関係．

ため，ヒト皮膚は変形速度が大きくなるほどより弾性的に振る舞うといえる．図5.7より，プローブが与えるひずみ振幅が大きくなると G' が減少するのに対して G'' にはあまり変化しないことがわかる．そのため，ヒト皮膚は変形量が大きくなるほど，より粘性的に振る舞うといえる．

さらに，皮膚の動的粘弾性特性に及ぼす年齢，性別の影響は同年代における個人差よりも大きいことが著者らの研究で示唆されている．

5.2 熱特性

目標

生体組織が過熱により燃焼に至るまでの変化を説明できる．

平常時の人体では熱産生と放散によって，体温がほぼ一定に保たれている．しかし，病気や外部要因（環境温度，電磁波，超音波など）で体温の恒常性が保持されず変動すると，図5.8のような生体反応を示し，さらに高温になれば，50℃で白血球の死滅，赤血球の変形，70℃で血液凝固を生じ，低温になれば，凍傷，交感神経緊張状態となり，運動失調，血色素尿が生ずる．

なお，加熱の影響は時間的要素が大きい．例えば，$0.2W/cm^3$の超音波が密度$1.0g/cm^3$，比熱$1.0 cal/(g・℃)$の生体組織に吸収されたとすると，1分間で2.87℃温度が上昇することになる．実際には，周波数が高いほど減衰が大きく，生体組織の局所部位（とくに体表面付近）に大きな熱を発生する．

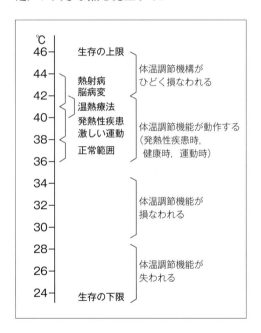

図 5.8
体温変化の原因と生体反応[3]．

5.3 磁気特性

目標

具体例を挙げて生体の磁気特性の不明確さを説明できる．

鳥類は体内（とくにくちばし部分）に強い磁性を持つマグネタイトを持つことなどにより磁場を感知して正確な方位を計測しながら飛行するため，外部から加えられた磁界の影響を大きく受けるが，人間はそのような特殊受容器を持たないため，直接害を受けることはない．一方，血行改善を目的とした民間療法に皮膚貼付の静磁石（8×10^{-2}〜15×10^{-2}T）を医療用具として用いる方法がある．ファラデーの法則により磁場と血流から生じた起電力が神経を刺激し，軸索反応から

血管拡張が起こると説明されているが，生体に対する磁界の作用機序が十分に解明されておらず，治療効果を疑問視する声もある．

また，磁界を作用させて生体を測定するMRI装置では1T以上の強力な磁界を加えるが，このような強力な磁界の生体に対する影響の作用機序はいまだ明らかではなく，したがって曝射（撮影）許容量について公的基準はまだ定まっていない．

5.4 放射線特性

目標
放射線の活用例と被曝リスクを具体的に説明できる．

放射線は表 5.1 に示すように電磁波放射線と粒子放射線に分類できる．

X線撮影は，電磁波の波長が短くなり，原子や分子の大きさ程度になると細胞中を通りやすくなる性質を利用し，X線の透過量を映像化する方法である．具体的には，細胞の大きさが $5 \sim 200 \mu m$ である一方，水素分子や酸素分子の大きさは原子間隔が $0.07 \sim 0.12 nm$ であるので波長が $0.01 \sim 0.1 nm$ のX線には通りやすいが，通過できない細胞でのX線は熱エネルギーとして吸収されてしまう．

癌に対する放射線療法では，細胞分裂が盛んな組織ほど放射線感受性が高いことを利用し，癌の患部に放射線エネルギーを集中して温度を上昇させ，癌細胞を死滅させる．

上述のとおり，放射線は計測や治療で頻繁に利用されている一方，人体は大量の放射線をあびると短時間で死亡し，死亡に至らないレベルの被曝であっても種々の障害を引き起こす．細胞や組織が直接破壊される場合と染色体レベルでの破壊で発育や遺伝の機能に障害が生ずる場合とがあり，法律などで被曝量の限界値が定められている．

表 5.1 放射線の種類．

電磁波放射線	X線，γ線
粒子放射線	電子線，陽子線，重陽子線，α粒子線，中性子線，中間子線，重粒子線

5.5 光特性

目標
紫外線による殺菌と日焼けのメカニズムを説明できる．

光は紫外線，可視光線，赤外線の3つの波長帯域に分類され，それぞれに特性が異なる．

波長が 200nm 以下の紫外線は生体中の高分子物質によりよく吸収される．波長が 254nm 近傍の紫外線は水を分解して活性酸素（ヒド

ロキシラジカル）を発生させ細菌を殺すため最も殺菌力がある．ただし，日焼けが強いと表皮の角質層だけでなく真皮にまで紫外線が浸透して活性酸素によりしわを作り，さらには皮膚癌の発生原因にもなる．

一方，光電式容積脈波計では可視光線領域（波長 400 ～ 780nm）において血液中のヘモグロビンが最も強い吸収を示す特性が利用されており，酸素濃度計（パルスオキシメータ）では可視光の赤色光（波長 660nm）と近赤外線の赤外光（波長 940nm）のヘモグロビンの吸光度特性の違いが利用されている．

5.6 電気特性

5.6.1 細胞の性質

目標
低周波数と高周波数で細胞での電流経路が異なることを説明できる．

生体組織の電気特性では導電率 σ と誘電率 ε が問題となる．低周波域では導電率が，高周波域では誘電率が問題とされる．なお，導電率か誘電率かは一方的に決められるものでなく両方の性質が共存している．

生体組織はさまざまな形状・大きさの細胞（総数 60 ～ 100 兆個）により構成される．細胞の形状は図 5.9 (a) に示すように円形より方形に近く，大きさは 10 ～ 30 μm 径，内部に核と半流動性の細胞質（ミトコンドリア，リボソーム，リソソームなどを内包する）を含有し，厚さ数十 nm の細胞膜で覆われている．細胞内液は Na^+，K^+，Cl^- などの電解質で，細胞膜はタンパク質と脂肪で構成されているため，細胞内では導電性に優れているが，細胞膜は電気容量が主体である（図 5.9 (b)）．

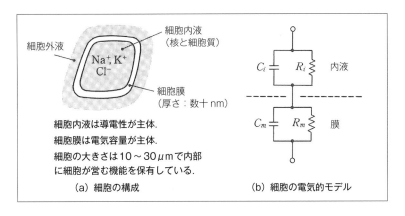

図 5.9
細胞の電気等価回路．

組織は細胞の集合体で，図 5.10 (a) に示すように細胞外液中に整然と配列したものと考えられている．組織に交流電圧が印加されると，C_m のインピーダンスが大きいため，低周波数では電流は細胞外

液を流れ，高周波数では，細胞膜を流れる（図5.10（b））．なお，表5.2に示すように細胞膜の電気抵抗 R_m，静電容量 C_m 値は細胞の種類によって異なる．

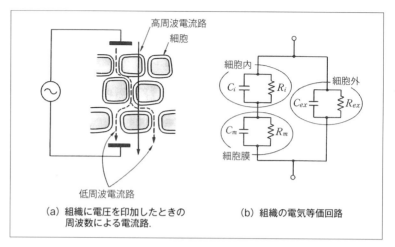

図 5.10 組織の電気特性[4]．

(a) 組織に電圧を印加したときの周波数による電流路．
(b) 組織の電気等価回路

表 5.2 細胞の電気特性[5]．

部位	電気的特性	数値
細胞膜	電気抵抗	500Ω～10kΩ/cm²
	静電容量	1 μF/cm²
	静電容量	10 μF/cm²（筋細胞）
細胞内液	導電率	3～30mS/cm
	比誘電率	50～80
細胞外液	導電率	10～50mS/cm
	比誘電率	70

5.6.2 生体組織の周波数特性

目標
表皮を介さず直接生体内に電流が流れることの危険性を説明できる．

複雑な構成体である生体を単純な等価回路で表現すると，導電率 σ と比誘電率 ε_s は周波数に対して図5.11のように変化に富んだ特性を示す．表5.3に各組織の周波数に対する σ と ε_s の例を示すが，脂肪の導電率が著しく低く，血液の導電率が非常に高いことがわかる．

低周波数域では組織は導電体として取り扱うことができるが，細胞膜のインピーダンスが高いので電流は細胞を避けて細胞間質液中を流れる．しかし，電流密度が1 mA/cm²以上になると，細胞膜の両側での電位差によって細胞興奮など能動的特性が生じ，電気的特性は非線形になる．また，表皮では細胞外液がほとんどないため導電率が著しく小さく，表皮を介して電圧がかかった場合には，生体に流れ込む電

流は小さい．一方，生体内部に直接電圧がかかると，多くの電流が心臓などの臓器に流れることになる．そのため，電気安全に関する保護の程度に，B形機器またはBF形機器とCF形機器とが個々の安全電流（漏れ電流の許容値）を規定している．

高周波数域では細胞に対する刺激作用はほとんどなくなるため，熱的作用による温度上昇のリスクを中心に考えればよい．

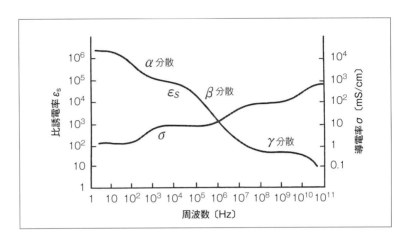

図 5.11
生体組織における導電率および比導電率の周波数依存性[4]．

表 5.3
各周波数における生体組織の導電率と比誘電率[6]．

特性	組織＼周波数	100Hz	10kHz	10MHz	10GHz
導電率 σ [mS/cm]	骨格筋	1.1	1.3	5	10
	脂肪	0.1	0.3	0.5	1
	肝臓	1.2	1.5	4	10
	血液	5.0	5.0	20	20
比誘電率 ε_s	骨格筋	10^6	6×10^4	100	50
	脂肪	10^5	2×10^4	40	6
	肝臓	10^6	6×10^4	200	50
	血液	10^6	1×10^4	100	50

■ 参考文献 ■

1) 田中敬二, 伊藤安海 他 : "動的粘弾性チャートの解釈事例集", 技術情報協会 (2016).

2) 西尾康宏, 伊藤安海, 岸田亮太郎, 鍵山善之, 根本哲也 : 実験力学, **16**(4): 307-314 (2016).

3) Stolwijk, J. A. J.: Proc. Intern. Symp. on Cancer Therapy by Hyperthermia and Radiation (1975).

4) 金井 寛 : 医用電子と生体工学, **13**-5: 307-315, (1975).

5) 日本エム・イー学会 ME 技術教育委員会監修 : "ME の基礎知識と安全管理", 南江堂 (1996).

6) Schwan, H.P: "Advances in Biological and Medical Physics", vol. 5, p.147, Academic Press (1957).

7) 岸田亮太郎, 伊藤安海, 根本哲也, 鍵山善之, 大丸祥平 : 日本機械学会山梨講演会講演論文集, **140**-3: 187-188, (2016).

生体計測機器

6.1 筋電計

目標
筋電計のメカニズムを説明し筋電図を理解できる.

　筋電計は，筋線維が興奮する際に発生する活動電位を筋電図として記録するもので，表面電極を用いるものと針電極を用いるものがある.
　一般的に用いられる表面電極で測定する方法では，広い範囲の筋全体の活動電位を知ることができる．いろいろな筋のおよその張力を無侵襲で知ることができるというのが大きな利点であり，連続的に多チャネルを同時記録することで中枢性運動障害を調べることができる．測定は，脳波計用の円板電極と同じものを被検筋の筋腹中央部の皮膚に3〜4cm間隔で装着して行う．分析の対象によって測定部位は異なり，四肢筋の場合では拮抗筋である伸筋と屈筋との一対として測定する．頸部，体幹の筋の場合は，左右対象の部位から記録する．信号の大きさや周波数範囲は測定条件や目的によって異なり，振幅は数十μV〜数十mV，周波数は約5Hz〜5kHz以上である．記録された筋電図は，収縮力や伸張反射などを正常・異常運動のパターンとして評価でき，リハビリテーションやスポーツ医学の分野で利用される．また，筋電位によってコンピュータやロボット等の機器を操作しようという研究も進んでおり，図6.1に示すように筋電位により各指の屈曲状態を測定するのに最適な部位も明らかとなっている．

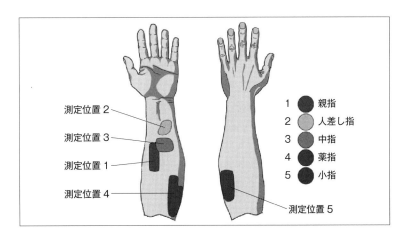

図 6.1
各指の屈曲状態推定に適した筋電位測定部位 [1].

　針電極の測定は，神経路と筋自体のどちらに障害の原因があるかを診断する目的で1本の運動神経線維が支配する筋線維群の活動電位を測定する検査法（図6.2）であり，単針極なので基準電極として表面

電極を使用する必要がある．表面電極の筋電図と針電極による筋電図の測定例を図 6.3 に示す．筋電測定は，心電図のように電極装着位置や誘導法が決められているわけではなく，被検者の症状や徴候によってどの筋を検査するか選択する必要がある．なお，測定対象となる骨格筋の筋線維の太さが約 10 〜 100 μm であるのに対して，ステンレス針の太さは 0.3 〜 0.4mm であるため，多数の筋線維の活動電位が重なり合った波計として記録される．

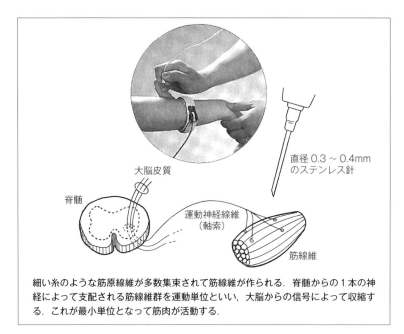

図 6.2
筋線維の活動単位と針電極筋電図測定法（木村雄治："医用工学入門"，コロナ社（2001）を描き改める）．

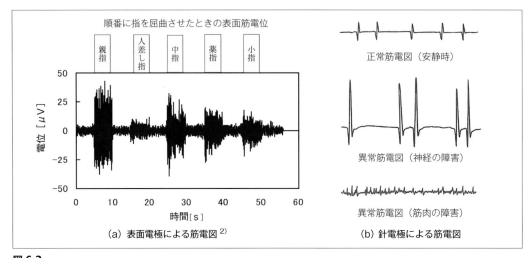

図 6.3
表面電極と針電極による記録例．

筋電計の構成は，電極選択器を除いて脳波計と同じであるが，5kHz 以上の周波数高域帯が要求されるので，メモリスコープなどの高域特性のよいサーマルアレー記録方式が採用されている．筋電計には，単

一筋線維活動をできるだけ忠実に測定する方法と，図 6.4 に示すように神経に電気刺激を与えて運動神経伝導速度や誘発筋電図の測定をする方法とがあり，後者の方法では神経伝導障害か筋障害かの識別や障害の程度を知ることができる．

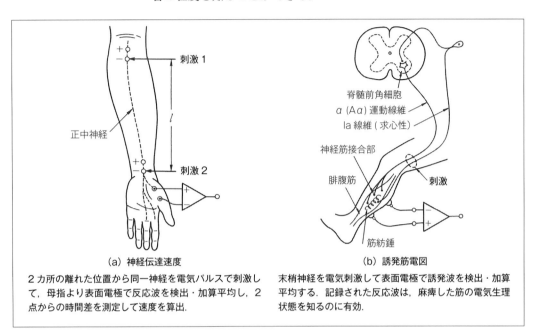

(a) 神経伝達速度
2 カ所の離れた位置から同一神経を電気パルスで刺激して，母指より表面電極で反応波を検出・加算平均し，2 点からの時間差を測定して速度を算出．

(b) 誘発筋電図
末梢神経を電気刺激して表面電極で誘発波を検出・加算平均する．記録された反応波は，麻痺した筋の電気生理状態を知るのに有効．

図 6.4
加算平均法による刺激反応波の測定（文献は図 6.2 に同じ）．

運動神経伝導速度はどの神経を刺激するかによって異なるが，神経や筋に障害が起こると，2 カ所の刺激部位による反応波の時間差のばらつきが正常時に比べて大きくなり，多相性になったり，低振幅になったりする．

誘発筋電図は，末梢運動神経である下肢脛骨神経に皮膚上から刺激を加えて表面電極で腓腹筋の誘発波を検出・加算平均して記録することで得られ，反応波（M 波や H 波）の位置によって麻痺した筋の状態を知ることができる．

6.2 パルスオキシメータ

パルスオキシメータは光により無侵襲かつ連続的に動脈血の酸素飽和度を測定する装置であり，耳たぶや指先をプローブで挟むとか額や足にプローブを貼るなどして，簡単に体表面から測定できるという利点を有する．呼吸機能，とくに血液とガス交換を示す拡散機能を中心に換気・分布の総合的な機能を評価するためには動脈血酸素飽和度を知ることが重要である．そのため，パルスオキシメータは麻酔中の基本的なモニタの一つとしての位置付けから，人工呼吸器使用時のモニ

タや在宅酸素療法の患者のモニタまで使用範囲は非常に広い．

6.2.1 パルスオキシメータによる血中酸素飽和度測定メカニズム

目標

パルスオキシメータによる酸素飽和度測定のメカニズムを説明できる．

動脈血中のヘモグロビン（Hb）が肺胞の拡散によって酸素（O_2）と結合し，酸化ヘモグロビン（HbO_2）となって，全身に酸素を運搬する．酸素を多く含んでいる動脈血は，酸化ヘモグロビンの比率が大きいために赤色の吸収が少ないため鮮紅色に見える．一方，酸素を消費した静脈血は還元ヘモグロビンを多く含んでいるため暗い赤紫色に見える．この違いは，照射する光の波長による光吸収特性にも関係する．すなわち，光吸収特性は酸素飽和度によって変化することを意味している．ヘモグロビンの酸素含有率によって光波長の吸光度特性が異なり，特定波長660nmと940nmの光では，酸素の有無による脈波振幅が明瞭に異なる（図6.5）．

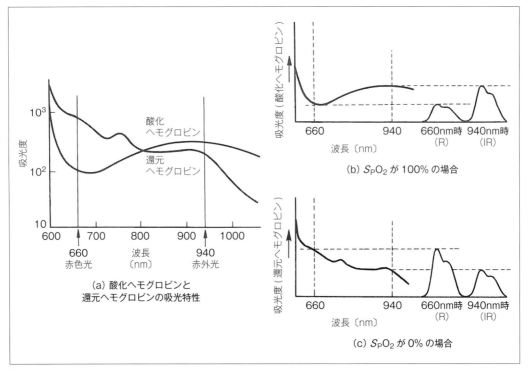

図6.5
血液の吸光特性と脈波の振幅（文献は図6.2に同じ）．

吸光度AをLambert-Beerの法則に照らして図6.6の脈流に適用すると

$$A = \log \frac{I_0}{I} = ECD \tag{6.1}$$

ただし I_0：入射光量，I：透過光量，E：吸光係数，C：濃度，D：厚さ
厚みの変化 $\varDelta D$ に対する透過光量変化 $\varDelta A$ は

$$\varDelta A = \log \frac{I_0}{I - \varDelta I} \approx EC\varDelta D \tag{6.2}$$

となり，波長 660nm と 940nm に対するそれぞれの透過光量変化 $\varDelta A_1$ と $\varDelta A_2$ の比は

$$\phi = \frac{\varDelta A_1}{\varDelta A_2} = \frac{E_1}{E_2} \tag{6.3}$$

ただし，E_1：波長 660nm の動脈血の吸光係数，E_2：波長 940nm の動脈血の吸光係数となる．

図 6.5（b），（c）から ϕ を求めると，酸素飽和度が大きいほど ϕ は小さな値，酸素飽和度が小さいほど ϕ は大きな値になることがわかる．このようにして求めた ϕ は，動脈血中酸素飽和度（S_PO_2）と理論的に直線関係にあることから，ϕ の値から S_PO_2 値を算出することができる．

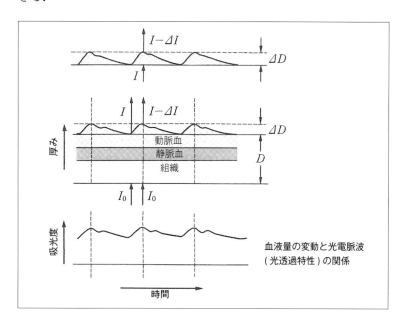

図 6.6
パルスオキシメータの原理（文献は図 6.2 に同じ）．

6.2.2 パルスオキシメータの装置構成

目標

パルスオキシメータの機器構成と測定原理を説明できる．

パルスオキシメータを構成する機器のブロック図を図 6.7 に示す．2 つの波長の光はタイミング回路によって交互に発光し，組織を透過した受光信号はこれに同期してそれぞれ復調・増幅して ϕ を求め，ϕ の換算式によって S_PO_2 値として出力する．

健常人の動脈血のS_PO_2は97%（酸素分圧にして97mmHg）である．パルスオキシメータはS_PO_2値が心拍数と同時に表示される製品が一般的であり，腕時計タイプの製品も出現するなど小型化が進んでいる．プローブに関しては指での透過型，足底部貼付け反射型など，装着部によってさまざまな形態をしている（図6.8）．

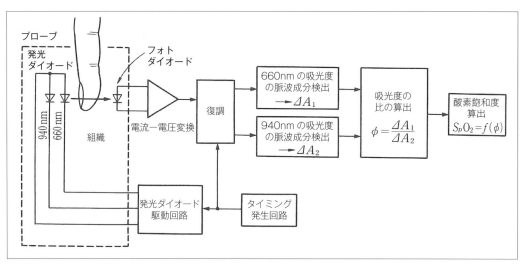

図6.7
パルスオキシメータのブロック図（文献は図6.2に同じ）．

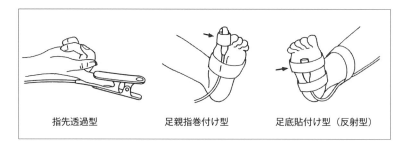

図6.8
いろいろな型のプローブ．

6.3 心拍出量計

目標

色素希釈法および熱希釈法による心拍出量の計測方法を説明できる．

開心手術を受ける患者の麻酔中や術後管理において，心機能の変動を的確に把握する必要があり，心拍出量計測が重要となる．心拍出量の代表的な測定法には色素希釈法と熱希釈法が存在し，いずれも侵襲的な測定法である．

色素希釈法とは，血管内を流れる血液に805nmの吸光色素を1回急速注入または持続的に注入し，血流によって希釈される変化過程を下流で連続的に観察することによって，血液の流れの状態を測定しようとする方法である．なお，805nmの吸光色素を使用する理由は，この波長は酸化および還元ヘモグロビンに対して同一吸光度の性質があり，酸化ヘモグロビンの飽和度の影響がないためである．具体的に

は，①不活性物質で最大吸光波長が805nmのインドシアニングリーンを色素剤に使用，②中心静脈（右心房）または肺動脈よりカテーテルを通し，③一定量の色素液（色素総量M [g]）を一気に注入，④末梢動脈から一定流量Fの動脈血を吸引装置で連続吸引しながら，⑤その色素濃度を測定する．さらに，805nm波長の感受性素子を用い，光源より動脈血を透過した光を検出することで，図6.9 (a) の濃度曲線を得る．この曲線は，時間経過とともに再還流の影響が現れて二峰性となるが，初回循環波形は指数関数的に減少していくとして拍出量COを計測する．おおよそ$t = T$で濃度曲線が0になるものとして，流量Fと各時間の色素濃度$c(t)dt$を積分したものを掛け合わせて求めた面積は次式のように色素総量Mと等しくなる．

$$M = F \int_{t=0}^{t=T} c(t)dt = FCT \quad (6.4)$$

濃度平均値をCで表せば心拍出量COは

$$CO = TC \div \frac{M}{F} \quad (6.5)$$

となり，高精度で心拍出量を求めることができる．

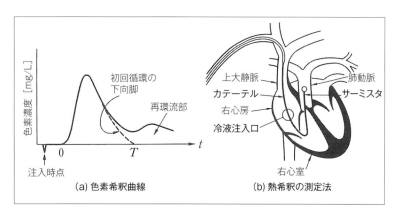

図 6.9
希釈法による心拍出量測定（文献は図6.2に同じ）．

冷水を血液に混ぜると急速かつ均一に熱が奪われる．そこで，注入熱量と血液に移行した熱量とが同じであることを利用して，心臓血管内を流れている血液の温度変化を希釈曲線として描き，血流量を測定する方法が熱希釈法である．具体的には，図6.9 (b) のように①カテーテルを通して，右心房で冷却した生理食塩水（または5%ブドウ糖液）を一気に放出し，②カテーテル先端部に装着しているサーミスタで肺動脈血の温度を測定，③サーミスタによって測定された温度変化曲線から，心拍出量を算出する．

色素希釈法は古くから使用されている方法で精度は高く，他のさまざまな心拍出量の校正法にも使われているが，次の点が問題である．

① 体外に動脈血を導出するので侵襲度が大きい．
② 再還流信号が出現するので誤差が生ずる．
③ 色素の残留があるので高い頻度の反復測定はできない．

一方，熱希釈法は，右心房で放出される冷水が右心室で拡散され，肺動脈弁通過後の温度を測定するため再還流の影響はなく，測定が簡便で繰返し測定が可能という利点があるが，次の点に留意しなければならない．

① サーミスタの位置が流路中心にあればよいが，管壁に近づくと誤差が大きくなる．
② 長期間精度を一定に保つのが困難であり，定期的に色素希釈法による校正が必要である．

6.4 炭酸ガスモニタ

目標

呼気ガス測定法による炭酸ガスモニタの測定メカニズムを説明できる．

図 6.10 に示すように呼気ガス測定法には，呼吸流路全体を対象にするフロースルー法と呼気の一部を連続吸引するサンプリング法がある．両方法ともチョッパを用いて赤外線信号を高周波数変換することでドリフトの軽減を図り，さらに比較に用いる標準測定路を設けて，それとの差信号から精度のよい CO_2 値を検出している．長時間のベッドサイドでのモニタであれば連続サンプリング法が患者の負担が少な

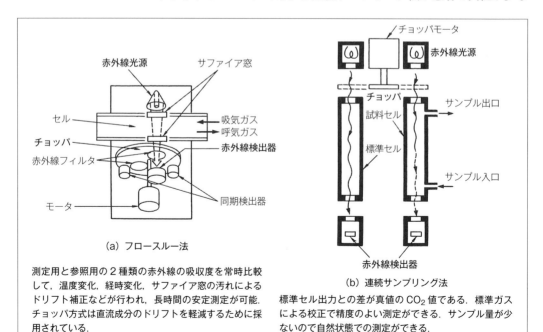

(a) フロースルー法

測定用と参照用の2種類の赤外線の吸収度を常時比較して，温度変化，経時変化，サファイア窓の汚れによるドリフト補正などが行われ，長時間の安定測定が可能．チョッパ方式は直流成分のドリフトを軽減するために採用されている．

(b) 連続サンプリング法

標準セル出力との差が真値の CO_2 値である．標準ガスによる校正で精度のよい測定ができる．サンプル量が少ないので自然状態での測定ができる．

図 6.10
CO_2 ガスの測定方法．

く便利であり，フロースルー法は気道挿管を行う人工呼吸器でのモニタに適している．なお，両方式とも測定精度が 3 〜 5％，応答速度は 100 〜 200ms 以内と良好である．しかし，小形携帯式で使用可能なほど簡便な機器ではないことや，呼気の湿度の影響があって長時間にわたって高精度な測定を維持できないといった難点がある．

　一般に分子構造上異なる 2 つの元素からなるガスは固有の波長の赤外線を吸収する．図 6.11 に示すように，CO_2，H_2O，N_2O，CO ガスは 2 〜 10μm 波長の赤外線に吸収帯をもっている．この特性から，CO_2 検出には 4.3μm の波長が理想的であるが，光源，受光素子ともに特定波長に性能をそろえるのは困難であり，比較法としてフロースルー法では参照用チャネルを，連続サンプリング法では標準セルを使用している．

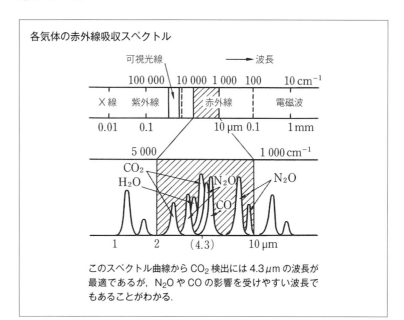

図 6.11
CO_2 ガスの赤外線吸収特性.

■ **参考文献** ■

1) Y.Ito, H.Uematsu, F.Nogata, T.Nemoto, A.Inamori, K.Koide, H.Matsuura: *J Achiev Mater Manuf Eng*, **23**-2: 43-46, (2007).
2) 伊藤安海, 根本哲也, 上松広之, 野方文雄: 可視化情報, **27**(2): 127-130, (2007).

画像診断装置 7

7.1 超音波画像診断装置

目標

超音波の性質とそれを利用した画像診断装置の仕組みが説明できる.

　超音波とは，一般に人間の可聴域(おおよそ20Hzから20kHz)の上限を超える周波数の音波とされている．超音波画像診断装置は，この超音波をパルス波として利用して体内の構造を把握し，画像化するものである．

　体内のように，外からは見えない領域の状態を探るには，その領域まで到達・浸透し，そこからの情報を運び得る搬送波が必要となる．搬送波には，電磁波と弾性波があげられ，超音波は後者の弾性波である．超音波の伝播速度は，密度の高い媒質の内部ほど速く，速度の速い順に固体, 液体, 気体となる．例をあげると，固体の鉄（6,000m/s），液体の水（1,500m/s），気体の空気（340m/s）となる．固体，液体，気体中の超音波，その対比として電磁波も含めた周波数と波長を図7.1に示す．しかし，この伝播速度は電磁波（$3,000 \times 10^5$m/s）と比較すると顕著に遅く，固体の金属で$0.5 \sim 1 \times 10^5$倍，気体の空気中で10^6倍ほど電波より遅い．このため，超音波での測定は，人体や比較的小さな金属部材であってもパルス（超音波）照射時のパルス往復時間は手頃なもの（0.1〜1ミリ秒単位）となり，電子機器の発達を待たずとも容易に利用できたことから，電磁波などと比べ早期に実用化された．

　開発が先行していた潜水艦探知用超音波送受波器や工業用の超音波探傷器を流用して始められた医学・診断への応用は，第二次世界大戦以後急速に進歩した．断面画像の作成，電子走査方式，高分解能・ハーフトーンの表示等の技術が次々と開発され，脳内の腫瘍診断や首の断層画像生成などが実現された．また，放射線による被曝がないため，人体，とくに胎児の観察に適しているとされる．超音波は，周波数が高くなるほど減衰しやすくなることから，対象に応じて周波数が調整される．通常使われる周波数は，1〜15MHzである．下限の1MHzは，頭蓋骨を通しての脳の検査，2〜5MHzは心臓や肝臓の検査，7〜12MHzは乳房や甲状腺の検査，上限の15MHzは眼球内の異物特定等に用いられる．近年では，眼科や小動物を対象とした獣医科用に20〜100MHzの専用装置も開発されている．

　超音波は，診断以外にも収束させてやることで焦点の腫瘍等を破壊するなどのエネルギー的応用もされているが，通常画像診断で用いられるのは0.1mW/以下であり，人体への影響はほぼないと考えられる．

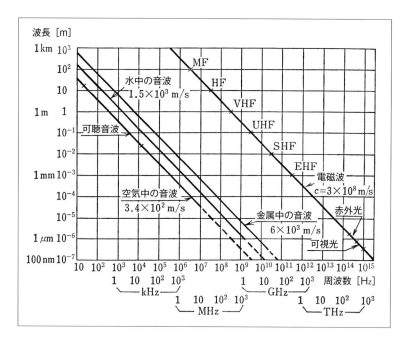

図7.1
超音波と電磁波の周波数と波長（文献1を描き改める）．

ここでは，医用超音波診断装置の基礎について概説する．

7.1.1 Aモード

超音波探触子（プローブ）から発振された超音波は，約1,500m/sの進行波となり，生体内部へ進行する．この際，超音波は，生体の各組織の音響的特性に従い，散乱や反射して，その音響エネルギの一部が探触子に戻る．生体各部の音響特性を表7.1に示す．この信号を，超音波を発振した探触子が受波し，電気的信号として表示したものがAモード（Amplitude mode）信号である．このAモード信号が，超音波画像の基礎となっている．図7.2にAモード信号の原理を示す．反射点までの距離（d）は，探触子から発振されたパルスと，反射点から反射して戻ったパルスの間の往復時間（τ）を計測し，次式7.1で求められる．

$$d\,[\mathrm{m}] = \frac{1}{2} \times \text{生体音速}\,[\mathrm{m/s}] \times \text{時間}\,\tau\,[\mathrm{s}] \tag{7.1}$$

生体内の音速を1,500m/sとして，Aモード上での反射信号間での時間が0.1ミリ秒とすると，探触子から反射点間での距離は7.50cmとなる．この反射点が，（後述するように）異なる組織間の境界となっていることから，このAモードによる距離測定法が，超音波の診断装置への適用を推し進めたといえる．

次に超音波の性質として，反射の強さについて説明する．超音波は，音響的に同じ特性の媒質中を進行する間は等速度で進んでいくが，途

中に音響的に異質なものが存在すると，進行が阻害され，その一部が反射する．これは可聴音域でのエコー現象と同じものである．ここでいう音響的に同質，異質の基準は，媒質に音響が伝搬するとき，その音圧と粒子速度の比として定義される．その媒質の音速(c)と密度(ρ)のみで決まる量を，音響インピーダンスと呼び，次式7.2で示すようにZで表わす．

$$Z = \rho \,[\mathrm{kg/m^3}] \times c \,[\mathrm{m/s}] \tag{7.2}$$

表 7.1
生体各部の超音波に対する音響特性．

臓器	状態	音速 [m/s]	密度 [kg/m³]	音響インピーダンス [×10⁶kg/m²s]	減衰値 [dB/cm]	測定周波数 [MHz]
血液	ヒト(全血)	1.550	1.033 × 10³			5.0
	ヒト(全血)				0.3	2
					0.6	3.5
					0.95	5
					1.5	7
脂肪	ヒト (fresh)	1.479			0.6	1
					1.6	3
					2.3	5
	ヒト (fresh)			1.36		
肝臓	ヒト (in vivo)	1.540			1.76	1.5
	ヒト (fresh)				1.29	1
					2.16	3
					3.0	5
	ヒト (fresh)			1.68		5
皮膚	ヒト (fresh)	1.498			3.5	1

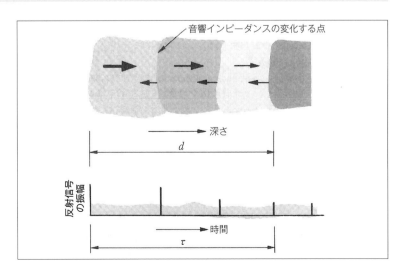

図 7.2
Aモード信号の原理（文献2を描き改める）．

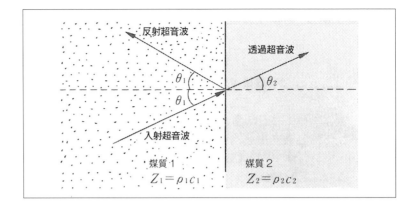

図 7.3
音響インピーダンスの違いによる超音波の反射 (文献 2 を描き改める).

　図 7.3 に示すように媒質 1 から媒質 2 へ超音波が進行する場合，それぞれの音響インピーダンスを Z_1, Z_2 とし，境界面で超音波が反射する割合（音圧反射率）は

$$R（音圧反射率）= \frac{Z_2\cos\theta_1 - Z_1\cos\theta_2}{Z_2\cos\theta_1 + Z_1\cos\theta_2} \tag{7.3}$$

超音波が境界面に対してその垂線方向に進行する場合

$$R（音圧反射率）= \frac{Z_2 - Z_1}{Z_2 + Z_1} \tag{7.4}$$

で求められる．例として，肝臓実質（Z_2=1.68）と血管組織（Z_1=1.60）の境界では

$$R = \frac{1.68 - 1.60}{1.68 + 1.60} = 0.02 \tag{7.5}$$

となり，両軟組織間の境界での反射は約 2% しかないことがわかる．このことは後で説明する B モード画像生成時に考慮すべき値である．この反射の強さのみから超音波を反射させた物体の性質を類推することは，生体内の超音波減衰のため，かなり難しい．表 7.1 で示したように，生体組織は超音波に対して大きな減衰媒体となる．例えば 5MHz の超音波パルスが肝臓の中を 5cm 往復すると（超音波エネルギーが全て反射したとしても），約 10dB の減衰を受け振幅が約 1/3 になるということになる．また，表 7.1 を見るとわかるように，減衰値は使用周波数に依存しており，使用周波数が高くなるほど減衰値は大きくなる（減衰しやすくなる）．これらから，A モード上では，同じ反射組織からの反射でも生体内の深い部分からの反射波は浅い部分に比べ小さい振幅で表示される．また，時間的に短い超音波パルス波は基本周波数以外の高い周波数を含んでいるため，反射して戻ってきた波形は周波数に対する減衰の程度が異なり，媒質中の伝搬のみ

によってパルス波形の形や周波数成分が大きく変わってくる．後述のように，超音波診断装置においては，Bモード画像をつくる場合にこれら減衰値や減衰の周波数特性を補償するための色々な工夫（例えば，深さ方向に対する増幅度を変化させる機能（Time gain control : TGC，もしくは Sensitivity time control : STC））がなされている．

7.1.2 Bモード

まず，図7.4によってBモード（Brightness mode）画像の説明をする．探触子から1回超音波パルスが発射されると，生体内の各部位からの反射信号を含んだAモード信号が作られる．これに合わせてモニタ上に1本の走査線が走り，Aモード上の反射信号はその振幅に応じてモニタの明るさに変換される（輝度変調）．探触子の位置（超音波の送波，受波点）や角度を順次少しずつ動かし，超音波送波の位置情報をモニタのX軸に加えて同様の走査をしてやると，モニタ上に生体内部の断層像を構築することができる．

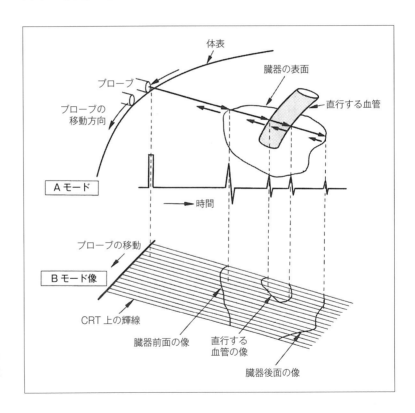

図 7.4
AモードからBモードへの変換（文献2を描き改める）．

超音波を使った画像診断では，断面像の構成方法が重要となる．ペンシルビームやパルス反射法を使って断層像を作ることは，生体においても早くから実用化されている．主要な走査方式を図7.5に示す．

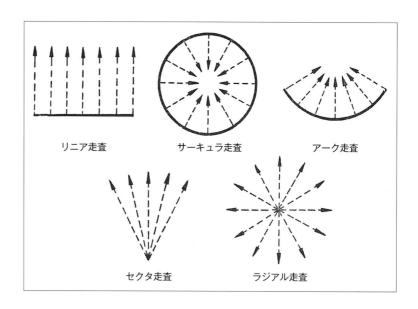

図 7.5
断面像形成のための走査
（文献 2 を描き改める）．

　これらの他，セクタ走査，つまり首を振りながらリニア走査・アーク走査・サーキュラ走査を行うことによって骨などの強い反射物の側面・背面にできる影を減らして良質の画像を得ようとする複合走査（コンパウンド走査）も使われている．

　断面像構成のためのパラメータ・操作方法と，それに対する各分野の使用例を表 7.2 に示す．

表 7.2 断面像の形成．

	走査	医用診断	海洋観測	工業計測
距離：走査方向	リニア走査	乳房などの断層像	測深機・魚探機	レール探傷
	セクタ走査	眼球・心臓などの断層像	ボトムプロファイラ	溶接部斜角探傷
	ラジアル走査	直腸内から前立腺像など生体内検査	サーチライトソナースキャンニングソナー	管内からのBスコープ探傷
	サーキュラ走査	腕の断層像		管の連続探傷
距離：時間	M モード	UCG	波高計	水位計
断面像：時間	高速走査	心臓などの動きの実時間像	進行方向の警戒	

　リニア走査の 1 例として，リニア電子走査用探触子について説明する．図 7.6 にその構造を示す．探触子表面には，保護被覆直下に X 方向に長い短冊形振動子が多数並んでいて，それぞれの振動子に直列に電子スイッチが接続されている．このため，振動子を 1 個ずつ独立して ON – OFF することができる．しかし，個々の振動子は，Y 方向の幅が狭く，単独発振すると Y 方向の指向性が広くなってしまい，Y

方向のリニア走査という点で本来の目的に適わなくなってしまう．そこで，振動子のY方向の幅を充分にとり，Y方向の指向性を鋭くするよう電子スイッチでn個の素子を同時に駆動させる．図7.7は，この原理を子宮内胎児の画像診断に適応している際の原理図である．左の$n=5$個の振動子が電子スイッチによりONとなり，超音波パルスを下方に送波している．次にNo.1の振動子をOFFとし，No.6（No. $n+1$）をONにする．これを繰り返し行うと，n個の振動子群が順次Y方向に移動し，リニア走査が行われる．図7.7にあるように，探触子と体表面の間にグリセリン等を用いて，空気が入らないようにしているのは，空気の音響インピーダンスが体組織と桁違いに異なるため，空気が入り込むとそこでほぼ全ての超音波パルスが反射してしまい，体内に伝搬しなくなるためである．

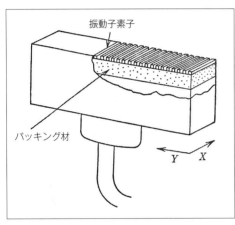

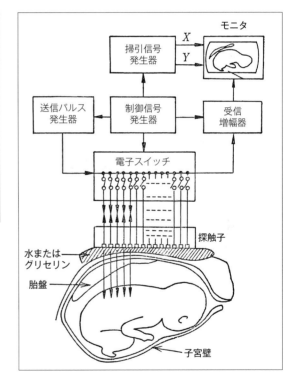

図 7.6（図左）
リニア電子走査用探触子．

図 7.7（図右）
リニア電子走査方式の動作原理図（文献2を描き改める）．

7.1.3 コンベックス走査型超音波診断装置

腹部診断に適しているとされるリニア走査方式も，腹部の深部については視野が限定され死角が生じる問題を抱えている．そのため，より広い視野を得るために開発されたのが，コンベックス走査法である．コンベックス走査法の開発当時，体内深部で広い視野を得る方式としてセクタ走査法も考えられたものの，精密な位相制御が求められるこ

とや高周波化が困難であったこと，グレーティングロープが生じやすいことなどから，一般的な腹部診断には適さないとされ，本走査法が提案された．コンベックス走査法は，基本的な走査はリニア走査であるが，図7.8のように探触子の振動子面を凸状に曲率を持たせ，放射状に超音波を放射するものである．コンベックス走査法の臨床上の利点は，

・体内深部での視野が広くなることから，骨やガス等による死角を避けて観察できる点
・凸状の振動子面を利用し，圧迫走査が容易にできる点

があげられる．リニア走査法からの発展として出現した本走査法であるが，腹部用のみならず，表面の曲率を変更することで多用途に利用されている．図7.9には，リニア走査探触子とコンベックス操作探触子の画像およびそれらで得られた画像を示す．

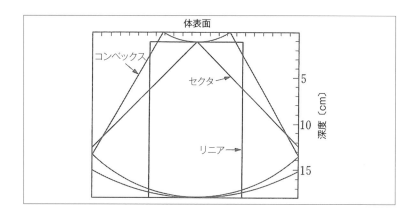

図 7.8
コンベックス走査と他の走査方式との比較（文献2を描き改める）．

7.2 X線画像診断装置

目標
X線画像診断の原理とその発展としてのX線CT装置の仕組みが説明できる．

現在のX線画像診断の大元となっているのは，医療画像写真学である．この写真学の写真とは，1895年にW. C. RöntgenがX線を発見して以来，100年以上にわたって利用されているフィルム（初期は乾板）を意味している．増感紙やフィルムも含め，この写真は，伝統のある成熟したアナログ的技術と位置付けられる．医療におけるX線撮影は，長年にわたり増感紙・フィルム系が主流となっていた．これは，X線フィルムが画像情報の検出，表示，記録の3要素を兼ね備えた優秀な媒体であったためである．しかし，近年画像情報を含めたあらゆる医療情報の電子データ化，コンピュータ化の進展の中で，それらの利用の減少し始めており，フィルムレス化・モニタ診断化が急速に進行している．

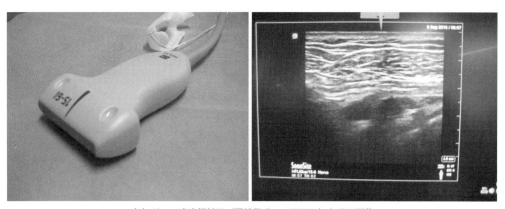

(a) リニア走査探触子（周波数 6 〜 15MHz）とその画像

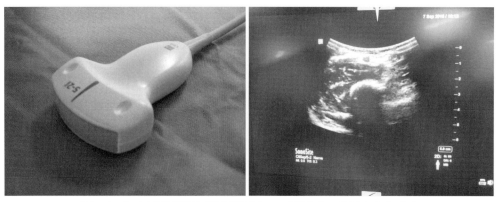

(b) コンベックス操作探触子（曲率半径 60mm，周波数 2 〜 5MHz）とその画像

図 7.9
リニア走査探触子とコンベックス走査探触子の画像（山梨大学医学部附属病院の御好意による）．

次にX線画像の形成について説明する．X線が被検体を通過する際，その経路にある物質により減弱が生じる．物質の性状の違いで減弱する程度が異なるため，コントラストが生じる．図 7.10 は，X線画像形成の流れを示したものである．次にその流れについて説明する．
① 一様な X 線の発生と被験者への照射
② 入射 X 線と被験者（もしくは目的部位）との物理的相互作用
③ 通過後の不均等な X 線分布の画像化と記録

これら 3 段階を経て，X 線画像は形成される．通常の X 線撮影においては，（散乱 X 線は別として）X 線は被検体内部を直進と考えることができる．一方で，X 線は，波動としての性質も持っていることから，コヒーレント※な線源を得ることができれば，屈折・回折・干渉などの減少による位相のずれを意図的に画像形成にすることができる．この方法を X 線位相コントラストイメージングまたは X 線位相イメージングと呼ぶ．

※コヒーレント
波の振幅と位相の間に一定の関係がある状態．

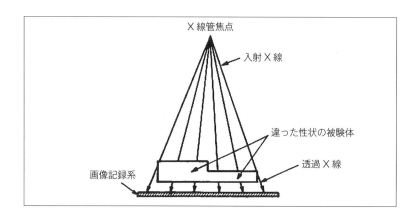

図 7.10
X線画像の形成（文献 3 を描き改める）．

7.2.1 X線コンピュータ断層撮影法

　三次元的構造を持つ人体を立体的に理解することは，画像診断において古くから求められてきた．従来の撮影技術にも，断層撮影法は存在し，目的断層面以外をぼかす等の方法で実現されてきた．一方，ここで説明するX線コンピュータ断層撮影法（X線CT，X-ray computed tomography）では，目的断層面だけにX線を照射する方法が取られている．これにより，鮮明な断層像を撮影することが可能になっている．X線CTによる画像は画素（ピクセル，pixel）によって再構成するため，X線写真に比べて空間分解能は劣るが，密度分解能は格段に優れている．照射する対象物の微小なX線吸収差を検出して，従来のX線画像では得られなかった人体の軟部組織の解剖学的構造や骨構造を明瞭に描写することができる．ヘリカルスキャン／マルチスライスCT装置も開発され，近年では，診断精度は大きく向上している．また，画像診断技術も発達し，三次元再構成による立体画像や動画表示などに応用されている．とくに骨は周囲の軟組織・臓器と比べ，X線吸収度が異なり，容易に画像中からの抽出および三次元再構成が可能であることから，高性能なグラフィックコンピュータが利用可能になり始めた1980年代以降，診断や手術計画の立案に使用されてきている．2000年代に入ると，特定の骨や臓器をX線CT画像中から自動的に抽出する方法が次々と開発され，従来はマニュアル作業で修正が必要だった密接している骨や臓器を簡単に切り分けることもできるようになっている．

　次に，X線CTの原理について説明する．X線CTは，J. Radonが1917年に，数学的に立証した画像再構成則をよりどころとしている．これは，「二次元あるいは三次元の物体は，その投影データ（Projection data）の無限集合から一意的に再生できる」というものである．現在のX線CT装置では，二次元的な画像再構成をしている．実際の計

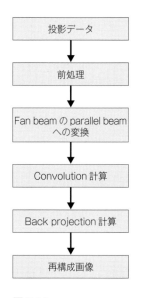

図 7.11
投影データ処理の流れ（重畳積分法）（文献3を描き改める）．

測においては，空間的に均一な測定点の配置と投影データの均一な角度分布が必要となる．X線CTでは，人体の体軸に直交する面にX線を照射し，その透過データを多くの角度方向から収集する．続いて，人体断層面の各点のX線減弱係数を計算によって算出し，それを画素の輝度に変換して画像として表示する．画像診断での画像再構成の試みは，回転撮影法で知られる高橋信次の実験（1945年）が最初とされている．しかしながら，当時は画像再構成に適用できるようなコンピュータが存在せず，現在のようなX線CT装置の登場には至らなかった．その後，トランジスタやIC（集積回路，Integrated circuit）の出現により，コンピュータが急速な発展を遂げて画像再構成も実現可能となり，1972年にG. N. HounsfieldによってX線CT装置は開発された．CTでの画像再構成は，図7.11に示すように，多方向からの被検体の一次元投影分布から，線源に関する物理量の分布を二次元の画像として構成することである．初期のX線CT装置では，X線を被検体に対して平行なビームとして照射していた．これに対し，第3世代以降のX線CT装置では，点状のX線源から扇状に放射するファンビームが使用されている．

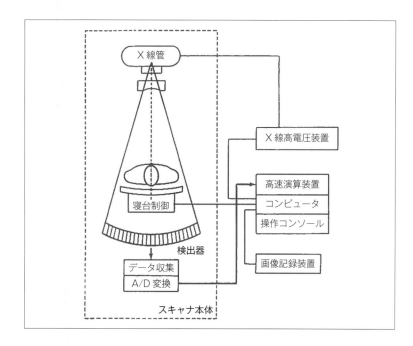

図 7.12
X線CTシステムの構成（文献3を描き改める）．

次にX線CT装置の構成について説明する．X線CT装置は，機能的にX線制御，走査，X線検出，寝台制御，コンピュータシステム，画像処理，画像入力，画像保存に分類することができる．図7.12に示すように，装置の構成としては，X線高電圧装置，スキャナ本体，寝台，操作コンソール，画像記録装置などがある．現在広く利

用されているヘリカルスキャン/マルチスライスCT装置では，連続で回転スキャンを行いながら，患者が横たわっている寝台を一定速度で移動させていく撮影方式を取っている．従来のシングルスライスCT（1列のX線検出器を用いたCT）は，X線検出器の回転方向にのみ検出器を有する構造であったが，マルチスライスCTは，回転方向と同時に体軸方向にも複数の検出器列を有しており，1回転のスキャンで体軸方向に複数の投影データを得ることができる．X線CT装置では，画像はデジタルデータとして，メモリ，磁気ディスク，光ディスク等に記録される．そのため，PACS (Picture archiving and communication system)で容易に管理，運用できる．また，HIS (Hospital information system)，RIS (Radiology information system)というネットワーク構築も進んでおり，これらについては第10章で紹介する．

7.3 RI画像診断装置

目標
核医学の成り立ちとRI画像診断の原理が説明できる．

　核医学 (Nuclear medicine) は，非密封の放射性同位元素 (Radioisotope, RI) を利用し，診断と治療を行う医学の一分野である．原子核から放出される放射線を利用するため，核医学と呼ばれる．核医学には，診断と治療の分野がある．核医学診断は，放射性同位元素で標識した医薬品を人体に投与して、体外計測によって得る画像をもとに生体の機能を診断する核医学画像診断と，生体から採取した血液や尿等の試料に含まれる微量物質をラジオイムノアッセイ (Radioimmunoassay) 法で測定する in vitro（インビトロ）検査に大別される．ここでは，核医学（RI）画像診断について説明する．

　核医学の源は，(7.2でも触れた) W. C. Röntgen による放射線の発見（1895年）と，A. H. Becquerel による放射性同位元素の発見まで遡る．放射線発見の3カ月後，A. H. Becquerel は，ウラニウムから放射線が放出されていることを発見している．その後，M. Curie, P. Curie 夫妻により，ポロニウム，ラジウム等の天然の放射性同位元素が次々と発見されていった．1902年までに，E. Rutherford や P. U. Villard らにより，放射性同位元素から放出される放射線が，α線（He原子核），β線（陰電子），γ線（電磁波）であることが突き止められた．さらに，C. D. Anderson により，宇宙線の中から陽電子が発見された（1932年）．また，E. O. Lawrence によるサイクロトロン（1930年），E. Fermi による原子炉の開発（1942年）によって，人工的に放射性同位元素を生成できるようになった．当初は，生物学・医学研究用途で供給されていたが，その後核医学診療用にも放射性同位元素の製造・供給がされるようになった．1940年代には ^{131}I による内用療法が始まり，1950年代にはシンチレーションスキャナ，シンチレー

ションカメラの開発により，体内に分布した放射性同位元素を体外から容易に計測可能になった．20世紀後半には，コンピュータを利用した断層撮像装置（Single photon emission computed tomography：SPECT, Positron emission tomography：PET），X線CTとの複合装置（SPECT-CT，PET-CT）が開発され，形態と機能を統合した新しい画像診断の時代が始まった．

核医学診断は，特定の機能を反映する分子を生体に投与し，その分子を時間的・空間的に追跡して得られる情報をもとに病態を解析するもので，トレーサ法とも呼ばれる．たとえば，疑似ブドウ糖 2-deoxy-2-[^{18}F]fluoro-D-glucose（^{18}F-FDG）は細胞のブドウ糖代謝に特異的に取り込まれる．腫瘍細胞では，ブドウ糖代謝が充進しているので，^{18}F-FDG-PETによる悪性腫瘍の検出が可能である．また，^{99m}T$_c$CMDP や Na^{18}F は造骨細胞に特異的に集積するので，骨転移や骨折の診断に用いられる．代謝の変化は形態的変化に先行することが多く，X線CTやMRで変化が現れる前に異常を発見することができる．これからの医学，医療は，疾患を分子レベルの異常として捉えて治療を行うことになる．核医学は分子レベルの障害を検出する画像診断（分子イメージング）の中心的な役割を担っている．

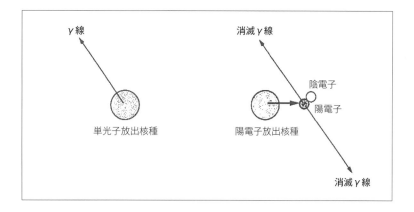

図 7.13
放射性同位元素（文献 4 を描き改める）．

核医学画像診断には，^{123}I，^{99m}T$_c$，^{111}In，^{201}Tl，^{68}Ga などの単光子放出核種と，^{18}F，^{15}O，^{11}C，^{13}N などの陽電子放出核種が用いられる．単光子放出核種は，原子核からγ線を放出する（図 7.13）．このγ線をシンチレーションカメラやSPECT等で検出する．α線やβ線放出核種は，被曝線量が大きく，飛程が短く体外計測ができない等の理由で画像診断用放射性医薬品には用いられない．核医学画像診断には，γ線放出核種の中でもエネルギーが 200keV 以下，物理的半減期が1週間以下，化合物の標識が容易などの性質をもつ核種を用いる．

核医学撮像装置の構成は，検出器部を内蔵するガントリ（架台），被検者ベッド，操作コンソールからなっている．撮像には，静態（全身，

特定臓器），動態，呼吸同期・心電図同期，SPECT，SPECT-CT，PET，PET-CT などがあり，目的によって使い分けられる．国内では，2010年1月現在で 1,673 台の SPECT，398 台の PET・PET/CT が稼動している．核医学画像診断に用いられる撮像装置の主力は SPECT と PET であり，近年では X 線 CT を装備した複合型装置が普及し始めている．また，MR との複合装置も出現し始めている．代表的な核医学撮像装置であるシンチレーションカメラ（ガンマカメラ），SPECT，PET の概略を図 7.14 に示す．

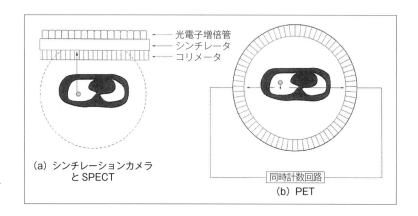

図 7.14
核医学撮像装置の概略（文献 4 を描き改める）．

(1) シンチレーションカメラと SPECT

コリメータは，鉛やタングステンなど遮蔽性に高い元素で作られており，孔に平行な方向の放射線をシンチレータに導くことにより空間分解能を高めている．シンチレータは入射した γ 線を光に変換する．

(2) PET

原子核から放出された陽電子は一定距離を走行した後，陰電子との相互作用で一対の消滅 γ 線を生じる．一対の消滅 γ 線は約 180 度反対方向に走行し，対向する PET 検出器に入射する．PET 器部は，基本的には SPECT 検出器部の構成に類似しているが，コリメータはない．シンチレータには BGO，GSO，LSO[※] が用いられている．

※
BGO : $Bi_4Ge_3O_{12}$
GSO : Gd_2SiO_5:Ce
LSO : Lu_2SiO_5:Ce

7.4 MRI 装置

目標
MRI の原理が説明できる．

MRI（Magnetic Resonance Imaging，磁気共鳴イメージング）は，NMR（Nuclear Magnetic Resonance，核磁気共鳴）を原理とし，水素やリン等の核磁気共鳴する元素のスピンに由来する磁気モーメントの挙動（図 7.15）を観測することで，生体や物質内の化学構造を無侵襲で計測する手法である．MRI イメージングは，磁気共鳴元素の空間的

密度，化学的な結合状態，拡散や血流に起因する磁気共鳴元素の空間的な移動等の二次元，三次元空間分布を画像として可視化することで行う．MRIの開発研究は，R. V. Damadianの米国特許（1972年），P. C. LauterburのZeugmatographyに関する研究（1973年）に始まり，A. KumarらがX線CTと類似の画像再構成法に基づくNMR Fourier Zeugmatography法を提案したこと（1975年）が大元となっている．その後，使用マグネットの磁場的均一性の向上に伴う画質向上や，多くの画像化手法の提案によって，二次元イメージング，三次元イメージング，血流，拡散を画像として捉えることが可能となっている．

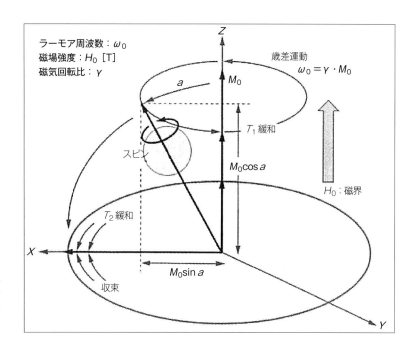

図7.15
スピンの歳差運動（磁界に対して一定の方向の首振り運動）（文献3を描き改める）．

　NMRは，生体外に放出される内部の励起されたエネルギーを計測することから，従来では得られなかった任意の二次元断面および三次元領域内の状態を解析し，高解像度で二次元イメージングおよび三次元イメージングできるのがMRIであり，一般にスピン密度，緩和時間（スピン-格子緩和時間 T_1，スピン-スピン緩和時間 T_2）の画像化を主体とした手法である．スピン密度からは，測定する原子核が持つ磁気モーメントの単位体積当りの密度を，緩和時間からは，磁気共鳴する元素と隣接する元素と隣接する元素間の結合状態が測定できる．磁気共鳴する元素は，原子番号が奇数（原子核の中の陽子数が奇数）か，質量数が奇数（プロトンと中性子の数の和が奇数）のものに限定されるものの，生体内の存在密度や臨床的有用性から現在利用されている元素（将来利用される可能性のあるものも含む）は，^{1}H（水素），^{13}C（炭素），^{19}F（フッ素），^{23}Na（ナトリウム），^{31}P（リン）が中心になっている．

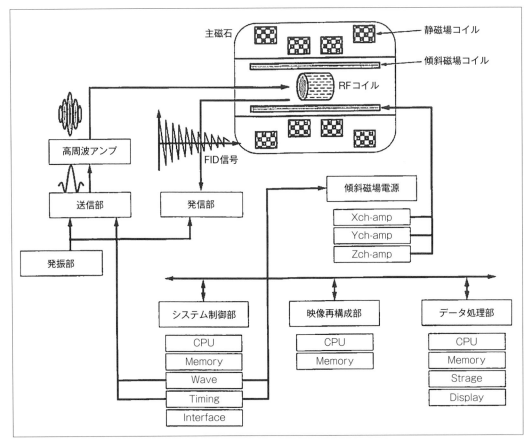

図 7.16
MRI 装置の基本システム構成図（文献 3 を描き改める）.

現状では，^{1}H のスピン密度から組織の含水率，緩和時間から組織構造の解析が行われ，画像化されたものが臨床診断に用いられている．生体組織は，組織毎に異なる緩和時間を持ち，また疾患の種類や状態によっても緩和時間の変化が生じる．一般に，含水率が高い組織ほど，また自由水が多いものほど緩和時間が延長する傾向にある．したがって，毛細血管の増加や，浮腫などのような組織変化のある部位では，緩和時間が延びる．このように，MRI は臓器や器官の三次元構造，組織の代謝や活性等の機能を計測できる特徴を持つことから，画像診断に留まらず新しい診断情報を提供することができると考えられる．また，X 線を使用しないため放射線の被曝がなく，CT 等に比べ，生体に与える影響がはるかに小さいというメリットも特徴といえる．

　MRI 装置は，静磁場を得る主磁石，高周波励起と MR 信号を受信する RF コイル，励起パルスの発生と MR 信号を受信する受信検波コイルとデジタル画像にする高周波回路系，画像再構成処理とシステム全体の制御をする演算・処理系で構成している（図 7.16）．

7.5 内視鏡

目標

内視鏡の分類やその構造が説明できる．

　内視鏡は，外径10 mmほどの細長い管に画像取得機能を組み込み，体内に挿入して検査，診断，治療等に使用する医療機器である．内視鏡は，大別すると軟性鏡と硬性鏡に分けられる．軟性鏡は，体内に挿入する部分が柔軟なもので，硬性鏡は硬くて曲がらないものである．両者とも，口，肛門，鼻，尿道等の自然開口から挿入するものと，体表からの挿入経路を穿刺形成するものが存在する．内視鏡は，挿入部を小さくするため，画像生成用のレンズや撮像素子等のデバイスを一般の民生品と比較して小型化する必要がある．また，体内が暗いことから，内視鏡を通して体内を照明する技術も，画像を得る上において必要不可欠な要素となっている．こうした技術的要件から，内視鏡，とくに軟性鏡の製造は，日本メーカーの独占状態といえる．

　次に，内視鏡の画像生成プロセスについて説明する．図7.17は，内視鏡先端で取得した画像をモニタに表示し，観察するビデオ内視鏡の画像生成プロセスである．まず，照明プロセス，撮像プロセス，画像処理プロセスにより画像を生成し，その画像をモニタに表示，もしくは記録装置に記録する．

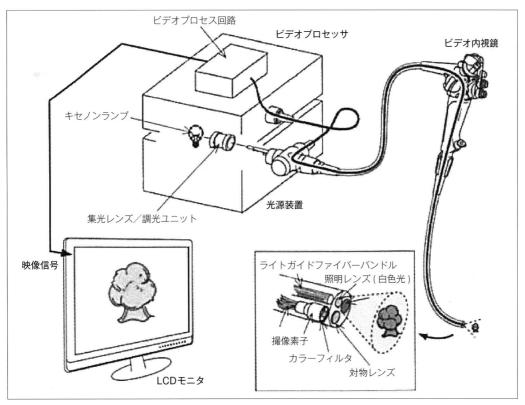

図7.17　同時方式ビデオ内視鏡システム（文献6を描き改める）．

(1) 照明プロセス

　光源装置内で，ハロゲンランプ，キセノンランプ，LED（Light emitting diode）等の光源から照射された光が，集光光学系により，光学線維を束ねたライトガイドの入射端面に集光される．内視鏡の挿入部に内蔵されたライトガイドを経て，先端部に誘導された光は，照明光学系により所望の配光に変換され，観察対象物を照光する．

(2) 撮像プロセス

　観察対象物で散乱や反射した光を，対物光学系で撮像素子の入射面に結像させることで電気信号に変換する．撮像素子には，CCD（Charge coupled device）イメージセンサ，またはCMOS（Complementary metal oxide silicon）イメージセンサが使われている．内視鏡は観察対象物へのアプローチに制限がかかるため，その観察光学系は，一般的に70度から170度程度の広い視野角が必要とされている．

(3) 画像処理プロセス

　撮像プロセスで電気信号に変換された内視鏡画像は，ビデオプロセッサ内のビデオプロセス回路で現像され，画像処理された後，ビデオ信号として出力される．画像処理には，ガンマ補正，色補正，輪郭強調，構造強調等があげられる．構造強調は，画像周波数帯域を限定し，強調を行うものである．

(4) ビデオ内視鏡システムのカラー画像生成

　ビデオ内視鏡システムのカラー画像生成方法は，面順次方式と同時方式の2つに分けられる．面順次方式は，照明プロセスにおいて，光源から赤，緑，青の3原色を順次間欠発光させ，時分割によってカラー画像を生成する．このとき，撮像素子にカラーフィルタは必要ない．同時方式は，照明プロセスに白色光を使い，撮像素子に設けられた補色モザイク方式や原色ベイヤー方式に配列したカラーフィルタによってカラー画像を取得する．

　内視鏡には，病変の発見・診断に有効な情報を取得・提供するための多様な観察方法が存在する．その分類を図7.18に示す．

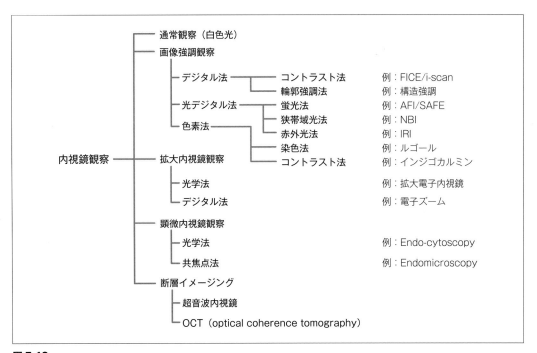

図 7.18
内視鏡観察法の分類と定義(文献6を描き改める).

■ **参考文献** ■

1) 丹羽登："超音波計測"，昭晃堂（1982）．
2) 社団法人日本電子機械工業会編："改訂医用超音波機器ハンドブック"，コロナ社（1997）．
3) 小塚隆弘，稲邑清也："診療放射線技術・上巻"，南江堂（2013）．
4) 小塚隆弘，稲邑清也："診療放射線技術・下巻"，南江堂（2013）．
5) 立石哲也：メディカルエンジニアリング，米田出版（2000）．
6) 藤田広志，石田隆行，桂川茂彦："実践医用画像解析ハンドブック"，オーム社（2012）．

医療機器・手術支援システム 8

本章では，近年研究開発が進む医療機器・治療技術の最前線として，レーザを利用する治療機器，マニピュレータやロボット技術の発展により研究開発が促された手術ロボット・手術ナビゲーションシステム等の支援システム，マイクロマシン技術の医療応用について紹介する．

8.1 レーザを利用する治療機器

目標

レーザ治療機器の分類やそのレーザの利用方法が説明できる．

レーザを使用する治療技術は，レーザ発振器の開発，発展に伴い，各種の医療に利用されるようになってきている．利用の仕方としては，その原理から以下の2種類に分けられる．
(1) レーザを熱源として用いる方法
(2) レーザ光のエネルギーを熱以外の形で用いる方法

(1) については，レーザ光を単純にエネルギー供給源として利用し，それが組織内で熱に変換されるプロセスを利用する方法で，①温度上昇に伴う組織破壊によって切開，除去等のメス的な利用をするもの，②組織を変性させ組織凝固に利用するもの，③熱応力により結石を破壊するものなどがある．それぞれに使用されるレーザとして以下のものがあげられる．
① 切開・切除（メス）：CO_2（炭酸ガス）レーザ，エキシマレーザ
② 組織凝固：Ar（アルゴンイオン）レーザ，YAG（ヤグ）レーザ
③ 結石破砕：色素レーザ，アレキサンドライトレーザ

(2) については，①レーザ光によって誘起される光化学反応などで細胞を死滅させるもの（腫瘍の光学的治療），②レーザ光の刺激で組織の活性度を変化させるものがあり，使用されるレーザとして以下のものがある．
① 腫瘍の光化学的治療：Arレーザ，色素レーザ
② 光刺激：He-Ne（ヘリウム・ネオン）レーザ，半導体レーザ，YAGレーザ

レーザは広範囲な領域で医療応用されており，その詳細を分類したものを表8.1に示す．また，利用される主なレーザの特徴を表8.2に

表 8.1（上表）
レーザの医療利用.

表 8.2（下表）
主な医療用レーザの特性比較.

示す．近年では，Kr レーザ，アレキサンドライトレーザ，Ho：YAG レーザ，銅蒸気レーザなどの異なる波長を発振するレーザ，また他のレーザを励起光源とする波長可変なチタン・サファイアレーザやパラメトリック発振レーザなどの新しいレーザ光源も応用されつつある．

利用法		利用領域	レーザの種類
熱源として利用	軟組織切開・切除（開腹・内視鏡下）	外科，整形外科，脳神経外科，産婦人科，泌尿器科，耳鼻咽喉科など	CO_2, Nd:YAG, KTP, Ar, Kr など
	血管内視鏡下血管形成術	内科	Nd:YAG, KTP, Ar, Kr など
	硬組織切開	外科，整形外科など	エキシマ，Ar, Kr
	結石破砕	泌尿器科	Nd:YAG, Ho:YAG, 色素, Alexandrite, Ti-Sapphire
	熱傷痂皮除去	皮膚科	エキシマ
	あざ治療	皮膚科	Ar, Kr, 色素など
	血管吻合	外科など	Nd:YAG, KTP, Ar, Kr など
	虫歯予防	歯科	Nd:YAG
	角膜屈折矯正	眼科	エキシマ
	眼底凝固	眼科	Ar, Kr, 色素など
熱以外	腫瘍の光化学的治療	外科，皮膚科，産婦人科など	Ar, Kr, 色素など
	光刺激	整形外科，歯科，耳鼻咽喉科など	He-Ne, 半導体, Nd:YAG

	CO_2	Nd:YAG	半導体	Kr	Ar	色素	エキシマ
波長 [nm]	9100〜11500	1064	600〜1500	647	515	300〜1000	193〜351
平均パワー [W]（最大）	10〜200 (10kW)	1〜100	0.1(10)	0.5〜2.0(20)	0.5〜2.0(5)	0.01〜1.0	1〜10(100)
組織深達度 [mm]	1	5〜7	3〜5	2〜3	2〜3	1〜5	0.01
水による吸収	大	小	小	小	小	小	小
ヘモグロビンによる吸収	小	小	大〜小	大	大	大〜小	大
切開能力	◎	△	×	○	○	×	△
止血能力	△	◎	×	◎	◎	×	△
蒸散能力	◎	△	×	○	○	×	△
熱影響層	中（炭化層）	大	大〜小	中	中	大〜小	中小
連続光(CW)またはパルス光	CW パルス	CW パルス	CW パルス	CW パルス	CW パルス	CW パルス	パルス
ファイバ使用	難	可	可	可	可	可	300nm以下難

8.2 手術ロボット・手術支援システム

目標
手術ロボットの分類やその仕組みが説明できる.

ここでは,主に手術ロボット・手術支援システムについて紹介する.前章で述べたX線CT装置やMRI装置により骨や臓器の三次元形態を取得してコンピュータ上で再構成することが可能になっており,診断だけでなく,骨切りやインプラント設置位置姿勢等を含めた正確な手術計画を立案することが可能となっている.また,腹腔鏡(内視鏡)により,体内の術野の画像を伝送し,画面上で確認できるようになっている.こうした画像技術の進歩だけでなく,操作命令に従って正確に動かすことのできる工業用のロボット,センサ,制御技術の進歩に伴い,手術ロボットの開発が1980年代以降進められるようになった.こうした手術ロボットは,パッシブシステム(Passive system),アクティブシステム(Active system)に分けられる.

(1) パッシブシステムにおいては,ロボットは自律的な動作はせず,医師の手動操作における手の動作のみを伝送するものである.近年でも,最終的な操作を医師,人の手に委ねるパッシブであるかのようなシステムが存在する.

(2) アクティブシステムでは,術前に与えられた情報,プログラムにもとづきロボットが自律的に動作する.後述する整形外科系手術ロボットでは,医師に代わり,骨切り,開削といった作業を自動で行う.

これらの分類のほかに,遠隔マニピュレータタイプのシステムもある.

(3) 遠隔マニピュレータシステムは,自律性はなく,マニピュレータによる医師の操作にもとづきリアルタイムでロボット(ロボット鉗子,術具マニピュレータ)を遠隔動作させるマスタースレーブ型のシステムである.近年の,自由度の高いロボット側術具マニピュレータによる手技では,人の手の可動域を超えた操作もでき,従来の内視鏡手術では不可能とされたこともできるようになっている.

次に,実用化されている手術ロボットの代表例を紹介する.

① ROBODOC 骨開削ロボット(アクティブシステム)

ROBODOCは,人工股関節全置換術(Total hip arthroplasty, THA),人工膝関節全置換術(Total knee arthroplasty, TKA)用に用いられる骨開削ロボットである(図8.1).ROBODOCは,1992年に米国内で臨床試験が行われ,2000年に日本国内で初めて大阪大学

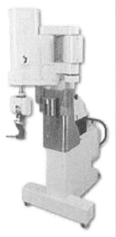
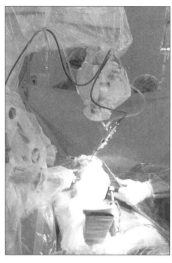

図 8.1
ROBODOC とその手術.

病院での臨床治験が実施されている．米国等を中心に多数の臨床実績を出しており，日本においても大学病院を中心として導入されている．現在でも改良が行われ，後継機の ROBODOC Encore が 2014 年にアメリカ食品医薬品局（Food and Drug Administration, FDA）の市販認可を取得している．

THA では，大腿骨用の人工関節インプラント，ステムを大腿骨内に埋入・固定するための孔を開ける必要があり，従来の手術では，医師が手作業で開削している．ROBODOC は，この開削作業を自律的に行うことができ，ステムの形状に合わせた穿孔を可能としている．

工業分野における CAD-CAM, データ準備-加工プロセスの手法に，精密加工を得意とする工業用ロボットの技術をうまく適用することで，高精度な手術を実現している．

② AESOP 内視鏡保持マニピュレータ

AESOP は，腹腔鏡手術などにおいて腹腔鏡（内視鏡）を保持させるマニピュレータである（図 8.2）．1994 年に米国で開発された．AESOP 開発当時の内視鏡下手術では，腹腔鏡を保持して執刀医の指示通りに視野を動かす係が必要となっており，そのためだけに医師を 1 人担当させる必要があった．AESOP はこの係をロボットに任せて，その操作を執刀医自身が行うものとなっている．内視鏡を操作するには，体表上の挿入孔をピボット（中心）に極座標を形成すればよく，制御すべきは 3 自由度（角度と半径長さ）のみとなっている．

③ da Vinci 遠隔マニピュレータ手術ロボットシステム

近年，世界でとくに数多くの臨床適用された遠隔マニピュレータ手術ロボットが da Vinci である（図 8.3）．初期の標準型は 1999 年に登場し，日本では，2000 年に熊本大学において da Vinci による国内初の

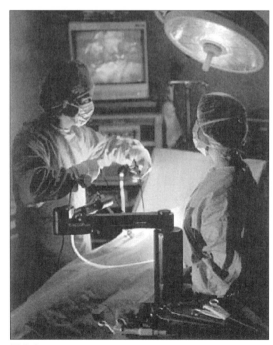

図 8.2
腹腔鏡手術支援マニピュレーター AESOP．

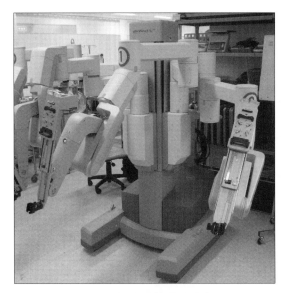

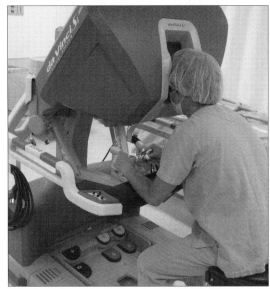

図 8.3
HDビデオに対応する手術支援ロボットda Vinci.（図8.3〜8.7 山梨大学医学部附属病院提供）

手術が実施されている．スタースレーブ型の手術ロボットであり，医師が患者から離れたコンソールに座り，立体映像を見ながらマニピュレータを操作すると，手首の動きが患者の腹腔内や胸腔内に挿入されたロボットアームに再現される．対象症例は，胆嚢摘出術，食道切除術，乳腺腫瘍切除術，卵巣切除術等幅広い．

da Vinciは，医師がマニピュレータを操作するSurgeon console，高精細度ビデオ（High-difinition video, HD video）対応の3D立体映像を提供するVision cart（図8.4），Endo Wrist装備したPatient cartから構成される．マスターによる遠隔操作のため，医師は手洗いが不要となっている．また，患者から遠く離れた場所からでも遠隔操作が可能なため，インターネットを介して，国内はもちろん，数千キロ離れた他国の病院の患者に対しても手術を実施することができる．通常の開腹手術同様に，視軸と医師のマスターの操作軸が一直線上にくるように設計されており，操作感は内視鏡外科手術よりも通常の開腹手術に近いものとなっている．2眼レンズにより自然な3D映像を提供するカメラスコープ自体も，フットペダルの切り替えで医師が自由に操作できる．映像の解像度も，2006年登場のS型からHDビデオに対応し，2009年のSi型からはFull HDビデオになり，2014年のXi型からは拡大3D HD映像に対応している．Patient cartには，前述のHDビデオを提供する2眼レンズを装備した内視鏡を装着しているCamera arm（図8.5）とEnd Wrist（図8.6）を装着した3本もしくは4本のInstrumental armが装備されている．このEnd Wristは，7自由度を有し，ワイヤ駆動で医師の手首から先の動きを術野において高精度で再現できる．

da Vinciは，遠隔マニピュレータ手術ロボットシステムとしては，現在の技術における完成形に近いものであるが，依然としていくつの問題点を抱えている．その1つが，触感の欠落である．従来の開腹手術では，臓器，腫瘍や血管等に触診することで，その硬さから病変領域の特定や血管の位置を確認することができ，術中にそれらの情報を

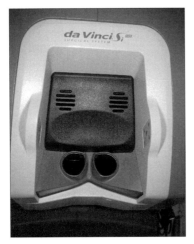
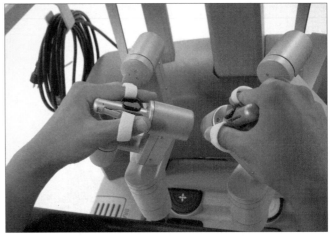

図 8.4
覗き窓とマニピュレータ.

利用してきた．da Vinci 以前の内視鏡手術においても，鉗子を通して触覚を得られていたことを考えると，この問題は da Vinci の大きな弱点といえる．現状，3D 立体映像で得られる対象物の変形等の情報から触覚の欠落を補うことはできるが，これには医師の熟練が必要となる．そのため，国内外で触覚提示のための機能，機構開発が進められている．

このように近年研究開発，臨床適用が活発になっている遠隔マニピュレータシステムと比較すると，自律的な動作する手術ロボット，アクティブシステムの研究開発は 2000 年以降やや停滞気味であった．しかし，整形外科用を中心として，2010 年代後半から新たな手術ロボットが複数登場し始めている．RIO, Sculptor RGA, iBlock 等があげられるが，その中でも iBlock は切削とインプラント置換を全自動で行えるアクティブシステムとなっている．また，前述の ROBODOC の次世代機として TSolution One が 2015 年に FDA の市販認可を受け登場しており，ROBODOC では不可能だった THA 骨盤用の人工関節インプラント，カップの設置も実現されている．今後は，THA，TKA 等の施術数増加に伴い，自律的に手術が行えるアクティブシステムのニーズはさらに高まっていくものと考えられる．

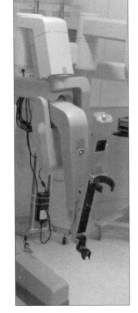

図 8.5（上図）
2 眼レンズを装備した内視鏡を装着するための Camera arm.

図 8.6（図右）
da Vinci 用の Endo Wrist.

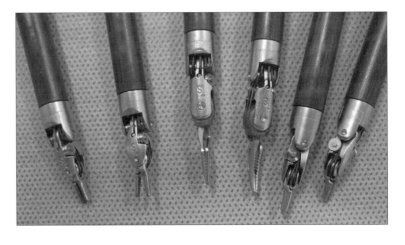

8.3 手術ロボットと手術ナビゲーションシステム

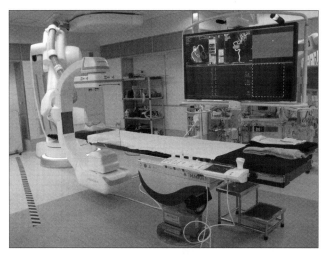

図 8.7
手術台で術中画像を得るモバイル C-arm.

今後予想される展開として，ナビゲーションを含めた画像誘導システム，いわゆる手術ナビゲーション（手術支援システム）と手術支援ロボットとの統合があげられる．より安全で確実な手術を実現するために，術前あるいは術中の医用画像情報にもとづき，さまざまな画像処理や画像解析の技術を用いる手術をナビゲーション手術と呼んでいる．整形外科用手術ナビゲーションでは，2004年頃から商用のものが出始めているが，普及率がまだ低く10%未満である．とくに，術前・術中画像であるX線CT，MRI，超音波などのボリュームデータを活用する手術を，画像誘導手術と呼称し，手術の精度を向上し，低侵襲な手術を実現する切り札として，さまざまな外科領域で研究されている．

8.4 マイクロマシン技術の医療応用

目標
マイクロマシンの分類とそれぞれの利用例を説明できる．

近年，半導体製造プロセス等の最先端技術を利用した微小機械，マイクロマシンの研究が国内外で進められている．このマイクロマシン技術の有望な応用分野として，生殖医療等を含む医療分野があげられる．

まず，マイクロマシンを分類すると，①マイクロパーツ・デバイスを組み込んだ小型機械システム，②マイクロサイズの微小機械システムに分けられ，現在のところ，①の研究開発が多くなされている．①については，細胞操作用のマイクロマニピュレータがあげられる．顕微鏡，指先の動きを入力するジョイスティック，ジョイスティックから入力された操作をリスケーリングして動作するマイクロピペットからなる．生殖医療における卵細胞への精子注入や，細胞核へのDNA注入等に利用される．②については，ドラッグデリバリー（Drug delivery）等を目的として体内で移動・動作可能な微小機械の研究が進められている．近年では，プランクトンの移動機構を参考にした微小機械の試作やシミュレーションも行われている．

このように，8.2節で述べた骨，臓器を対象とした手術支援という

大きいスケールだけでなく，細胞レベルの小さなスケールまでも含めマイクロマシン技術を用いた医療機器の開発が幅広く進められている．

表 8.3
医療分野へのマイクロマシン応用研究例．

体内用	体外用
極細内視鏡	無侵襲血液採取装置
内視鏡自動挿入	超小型血液分析装置
能動カテーテル	バイオセンサ
超音波診断用プローブ	体表面圧力センサ
ラジオカプセル(pH/圧力/血液/温度)	細胞操作マイクロマニピュレーション
センサーカテーテル(血圧/血流/pH/グルコース)	心筋細胞収縮力測定(マイクロ力センサ)
触覚センサ	
埋め込み型神経刺激電極	
薬剤放出カプセル	
カテーテル型マイクロレーザ	
埋め込み型薬剤徐放装置	
人工臓器(心臓/膵臓)	

■ 参考文献 ■

1) 立石哲也："メディカルエンジニアリング"，米田出版（2000）．
2) 藤田広志，石田隆行，桂川茂彦："医用画像解析ハンドブック"，オーム社（2012）．

人体機能補助装置

目標

人体機能補助装置の現状とそれらの満たすべき各条件を説明できる.

　わが国は，既に超高齢化社会に突入しており，世界的に見ても猛烈なペースで高齢化率が上昇し続けている．高齢化に伴う医療費の増大はいうまでもなく，人体機能補助装置の市場規模も大きく拡大してきている．高齢者の身体機能の低下を補うため，様々な人体機能補助装置が開発，販売されているが，日本国内において市場規模の大きいものとして，人工関節インプラントと心臓ペースメーカがあげられる．これらは，高齢者の運動機能と循環器機能の一部を代替する極めて重要補助装置であるが，いずれも自給率が極めて低く，輸入品に頼っている．わが国の精密電子機器・機械部品製造技術を考えれば，開発・生産能力は充分に保持しているといえるが，人体に埋入するとなる場合，生物・医学的な厳しい条件が課せられ，独特のノウハウがものをいうことや，わが国の審査が厳しく，他国に比べ認可が下りるのに時間がかかるといった問題も重なり，スピード感のある欧米企業の後塵を拝してしまっている．現在，輸入超過状態に陥っている外科用インプラントには，上記以外に人工心臓弁，人工血管，骨接合品などが存在する．これらは体内深部に埋入されるデバイスであり，その重要性を考えると現在の自給率の低さは，わが国の弱点の1つといってよい．

　高齢者の機能低下で最も深刻なものとして，運動機能，とくに荷重関節があげられる．すなわち，股，膝，足の各関節の障害である．歩行機能の障害は，最終的に体全体の生理機能の損失に繋がるため，可能な限り，回復・改善させることが求められる．わが国での，これら人工関節インプラント全体の販売数は年間20万セットを超えており，高齢者の生活の質（Quality of life, QOL）の向上に役立っている．ただし，人工関節インプラントは，金属，セラミックス，プラスチック等を組合せた生体軸受であるため，長期間使用に伴うゆるみや摩耗，イオン溶出といった未解決の問題を解決できていない．寿命は10～20年ほどであり，その後再置換手術（Revision surgery）と呼ばれる，人工関節インプラントを交換する手術が必要になるなど難問題を避けて通れないのが実情である．

9.1　人工関節インプラント・人工骨と生体材料

　人工関節インプラントの歴史は古く，19世紀末には現在の人工関

節の原形といえるものが登場している．1962年Charnleyがステンレス鋼と高密度ポリエチレンを用いた人工股関節インプラントを開発して以降，人工関節置換術は関節外科において大きな割合を占めている．人工股関節，人工膝関節はほぼ確立した感があるものの，人工関節インプラントの摩耗，腐食疲労，人工関節と骨界面のゆるみ，沈み込みなど解決すべき問題が依然として存在している．股関節，膝関節以外には，足，肩，肘，指関節などにも応用されており，これらも同様の問題を抱えていることから，材料力学的，動力学的に最適な設計方法を早急に確立しなければならない状況にある．

人工関節インプラントや内固定器具用材料の満たすべき生物学的・力学的条件として次のようなものがあげられる．

(1) 生物学的条件

生物学的条件として次のものがあげられる．
① 毒性やアレルギー反応を示さず，化学的に安定である．
② 生体組織適合性がよい．
③ 発癌性，抗原性がない．
④ 血液凝固，溶血を起こさない．
⑤ 代謝異常を起こさない．
⑥ 生体内劣化・分解を起こさない．
⑦ 抽出されない．
⑧ 吸着物や沈殿物を生じさせない．

ここでいう組織適合性とは，生体用材料と生体間の相互作用を指すが，最近では材料に隣接する組織の局所的反応と全身的な反応とを合わせて，広い意味で用いられており，そのような反応を引き起こさない材料を生体組織適合性（Biocompatibility）があるという．

生体内にインプラント材を挿入した際の組織反応として，まず外科的処置による軟組織および硬組織損傷に対する反応，生体内の厳しい環境による表面の酸化，加水分解による材料の劣化（生物劣化，Biodeterioration），繰り返し応力による材質の疲労，破損，表面の摩耗，腐食（溶解）などに対する組織の反応等があげられる．

生体内は，生体用材料にとってかなり厳しい環境である．それに加えて，繰り返し荷重や衝撃荷重が作用するので，腐食疲労や腐食クリープが通常の構造材料より頻繁に起こり得るのであるが，そのメカニズムはまだ解明されていないといってよい．これは生体内劣化を定量的に評価するのに長い年月を要するからである．現在では，*in vitro*（実験室的）で短時間に生体内劣化を予測しようという研究が始まっているほか，工業界において疑似体液中での疲労特性評価や細胞適合性評価を支援する仕組みなどが構築されようとしている．

(2) 力学条件

力学的には次のものがあげられる．

① 静的強度（引っ張り，圧縮，曲げ，せん断など）．
② 適当な弾性率と硬さ．
③ 対疲労性，腐食性．
④ 耐摩耗性．
⑤ 潤滑特性．

(3) その他の条件

① 機能材料としての特性（例えば物質透過性）．
② 加工性．
③ 接着性など．

生体用材料は，通常の構造材料とは極めて異なる環境下におかれるので，試験法なども特別の注意を払わないかぎり充分な評価は下せない．

(4) 人工関節・人工骨と骨セメント

関節形成術の歴史は古く，とくに股関節はそのまま整形外科の発展の歴史をみる思いである．これについては，Scales (1967) の文献に詳説されている．19 世紀には，人工関節というほどではないが，顎関節硬直に対して中間挿入物質として小片の木材を使用したりしている．また，象牙製の人工股関節インプラントを Gluck が 1890 年に使用したが，固定にはビスとレジン，軽石の粉末，漆喰よりできている骨セメントを用いていた．この人工関節インプラントは長期間の耐久性はなかったようであるものの，現在の人工関節インプラントの原形といえる．

人工股関節に関しては，世界的に各種様々なものが使用されており，例えば大腿骨側に埋入設置されるステムでは，その形状からストレート型，アナトミカル型，テーパーウェッジ型など，その設計コンセプトから複数種類に分類されている．その例を図 9.1 に示す．ストレート型は直線的な形状をしており，位置，姿勢を調整しやすい反面，埋入設置される大腿骨の髄腔（皮質骨内部の空所部）において皮質骨内面との間に隙間が生じやすく，固定性確保に難しい場合がある．アナトミカル型は，前述の髄腔の解剖構造にフィットするよう設計されており，皮質骨内面と充分な接触領域を確保し，固定性を確保しやすい．現在では，ローカライズが進み，欧米の外国企業からも日本人の解剖構造に合わせた製品が日本向けに発売されている．テーパーウェッジ型は，楔形の平面的な形状をしており，設置の自由度が大きく，アナトミカル型を設置しづらい症例などに利用される．

人工関節の材質としては，適当な強度や弾性率，コンプライアンス，

疲労，摩耗強度などが必要であるが，未だ生体材料に関する規格化は進んでいない．過去には，種々の試行錯誤があった．例えば，1946年に開発されたMethyl methacrylate製のJudet型人工骨頭は，デザイン上の弱点と易摩耗性のため，またCharnleyは人工股関節の臼蓋側にTeflon（Polyterafluoroethylene）を300例に使用したが，摩耗片による組織反応のため，さらにPolyacetal（典型的なエンジニアリングプラスチック）製の人工股関節も同様の理由により使用に耐えないことが判明したことなどである．とくに関節に使用する材質としては，摩擦・摩耗の問題が重要である．ポリエチレン摩耗粉については，摩耗粉が引き起こす生体反応により，骨溶解を引き起こすような事例が報告されている他，骨セメント等複数の危険因子が重なり，術後血栓が発生するといった事例も報告されている（なお，骨セメントには，現在アクリル樹脂・ポリメチルメタクリレート（Polymethyl methacrylate, PMMA）が主に使用されている）．そのため，近年では，セラミックオンセラミックタイプのインプラントや，セメントレスインプラントの導入が進められるなど，対策が講じられている．金属部についても，従来チタン合金（Ti-6Al-4V）が生体適合性で優れているとされ，多く使用されてきたが，バナジウム（V）の細胞毒性が指摘されたため，近年ではバナジウムを含まない新チタン合金（Ti-6Al-2Nb-1Ta, Ti-6Al-7Nb）の使用も進んでいる．またコーティング材として，骨の主成分と同じハイドロキシアパタイトを用いたインプラントも出てきており，骨との一体化，固定性に寄与しているが，素手でこの部分に触れると有効性が失われるため，取り扱いには注意する必要がある．

人工骨については，骨折や骨腫瘍等で失われた骨部位を補填するために使用される．従来は，チタン等の金属やセラミック，サンゴが使用されてきたが，近年では骨再生の補助効果のあるヒドロキシアパタイトを使用し，新生骨の形成を促進できる多孔体構造を持たせた人工骨が販売されるようになってきている．

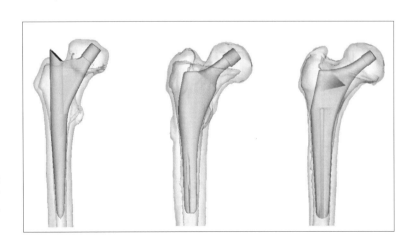

図9.1
人工股関節ステム．（左）ストレート型，（中央）アナトミカル型，（右）テーパーウェッジ型．

手術支援システムにおける手術計画と三次元再構成

　7章で紹介した三次元X線CT装置やMRI装置により得られた三次元画像から，手術対象となる骨や臓器を抽出，再構成し，コンピュータ上でそれらの三次元モデルを可視化して，診断や手術計画を立案することが可能となっている．とくに，8章で紹介した手術ロボットや手術ナビゲーションシステムを利用するには，正確な手術計画の立案が重要であり，医師はコンピュータ上で骨の掘削範囲や人工関節インプラントの設置位置姿勢を精密に，三次元的に決定する必要がある．通常使用される液晶モニタは，二次元の表示デバイスであり，奥行きを含めた立体的な表示ができないため，MPR（Multi-planner reconstruction）と呼ばれる，直交3断面表示を用いて，各断面上でインプラントの移動，回転を行うことで三次元位置姿勢の調整を行えるようになっている．また，現在の商用（計画用）手術支援システムでは，MPRと同時に三次元グラフィックも表示される．

　計画用手術支援システムにおいて，手術計画立案前に行わなければならないのが，先に述べた対象骨の抽出である．商用システムにおいては，対象骨の解剖学的特徴点（容易に特定可能な骨の突起等の特徴点）を複数入力して周囲の組織から自動で分離するものが販売されている．

　現在では，対象骨の（人間が正確に画像中から抽出した）表面形状モデルを多数用意してコンピュータに学習させ，変形パラメータの数値を操作するだけで変形して対象骨の形状バリエーションを再現可能な統計的形状モデルと呼ばれるものが開発されており，三次元CT画像中から対象骨領域に変形，当てはめて自動的に抽出する手法が提案されている．これにより，複数の解剖学的特徴点を入力せずに，ほぼ完全自動で対象骨を取得できるようになりつつある．

　一方で，骨を対象とする計画用手術支援システムで問題となるのが，X線被曝が生じるX線CT画像が必須となることである．近年，北米・欧州では，患者の医療被曝を抑えるために，三次元X線CTを使用せず二次元のX線画像撮影に切り替える動きが出ており，手術支援システムにもX線CT画像を用いないイメージレス（Imageless）システムも登場している．とはいえ，前述のように，正確な手術計画立案，手術ロボットや手術ナビゲーションシステムの使用には，三次元の対象骨形状の取得が必要となるため，X線CTに代わる手段が求められる．そこで，利用され始めたのが，これまでにX線CT撮影され，三次元再構成されてきた対象骨形状の蓄積データである．数十年（とくに高解像度の進んだ，この十数年）にわたるX線CT装置の運用により得られた大量の蓄積データを利用することで，前述の統計的形状モデルのような対象の変形可能モデルを構築し，二次元X線画像に当てはめてその三次元形状を推測する二次元三次元再構成方法が既に提案し始められており，今後はX線CTなしに正確な骨形状を得る手段も増えていくものと考えられる．もちろん，X線CT装置自体も医療被曝を抑えられるよう，進化を続けており，両アプローチの競争でより安全な医療が実現されることが望まれている．

■ **参考文献** ■

1) 立石哲也:"メディカルエンジニアリング", 米田出版 (2000).

医療情報システム（HIS） 10

10.1 HIS の目的

目標

HIS の目的やその各種機能，規格を説明できる．

病院情報システム（Hospital Information System, HIS）は，医療施設を円滑に運営するために必要な情報全般を扱い，施設全体を人体に見立てた場合の神経のような役割で相互に情報を伝達するものである．用途別に構築された個々の小システムを統合し，全体システムとして動作するように構成されている．それにより，業務の省力化や，診療の意思決定支援，治療の評価等を実現している．HIS の構築には，表 10.1 のような目的があげられる．

表 10.1 HIS の目的．

業務効率化	医事会計，病歴管理，看護支援，検査依頼，結果報告等の情報を電子化，ネットワークを介した情報交換を可能にすることで，転記等の単純作業を削減し，作業効率をあげるとともに人為ミスを解消する．
情報共有化および発信	診療記録，検査データ等患者情報を施設内のどこでも利用できるようにし，すべての担者間の共同作業を円滑にして患者ケアをよりよいものとする．医療事故防止や患者へのインフォームドコンセント．インターネットを介した外部への情報提供を可能にする．
患者サービス向上	施設内の各診療科での患者待ち時間の短縮，各患者の履歴参照による診断治療精度の向上，病院間ネットワーク連携による高度な治療，施設外からの診察予約等を可能にする．
診療における意思決定支援	医学知識をデータベース化し，検査手順，薬の処方等に対し，適切なアドバイスをしたり，症状から推測される病名を提示する等，診断および治療における評価，ガイドを行う．
医学研究および教育への貢献	保存された診療，治療記録等データベースの統計データは，新しい診断・治療のための貴重な資料となり，AI による学習や教育訓練の教材としても活用されることが期待される．

10.2 HIS の機能

HIS の機能を表 10.2 に示す．

表 10.2 HIS の機能．

患者基本情報登録	診察券番号，患者氏名，性別，生年月日，住所，電話番号，保健種別，受診料等，施設内共通の基本情報の登録および更新を行う．
病名登録	病名の登録を行う．登録の際は，WHO によって国際的にコード化された病名 ICD コード (International classification of disease, ICD) を用いる．
入院基本情報	施設内のベッド管理，退院サマリ作成，他施設への紹介状作成等を行う．
薬剤処方	医師が依頼した薬剤処方を薬剤部に通知し，調剤業務の効率化および患者待ち時間の短縮を実現する．
検体検査オーダ	医師が依頼した血液，尿，組織等の検体検査を検査部門に通知し，検体採取に用いる器具の管理，採取量の自動計算等を行う．分析装置への搬送，分析結果の通知も行う．
医学研究および教育への貢献	保存された診療，治療記録等データベースの統計データは，新しい診断・治療のための貴重な資料となり，AI による学習や教育訓練の教材として活用する．
手術オーダ	手術計画の支援，手術室や機材の予約を行う．手術部においては，人員の配置や機材の準備・管理を行う．
注射オーダ	医師が依頼した注射剤を薬剤部に通知し，診察室や病棟への配送や患者の注射履歴を管理する．
輸血オーダ	患者の血液情報 (輸血歴，妊娠歴，副作用等) を登録し，輸血検査依頼の発行，輸血予定場所，予定日時，製剤規格，輸血量等の管理を行う．
処置オーダ	医師から看護師，医師から医師へ，診療のための処置の指示や実施記録を行う．
予約オーダ	患者の診察予約，検査予約，入退院予約を管理する．
給食オーダ	入院患者の食事に関する指示を医師，看護師から給食部に通知する．
医事会計システム	医事の会計計算，保険診療報酬請求用の書類を作成する．
看護システム	看護記録，看護管理の紹介登録および医学情報の提供等を行う．
クリニカルパスシステム	疾患別に診断，治療・入院，退院までの工程を定めたクリニカルパス作成の補助，現在の実施状況の記録を行う．
電子カルテシステム	電子カルテシステム (Electric health record, EHR) は，電子化された診療情報の記録，参照を可能にする．医師が HIS を利用する際，最初に必要となる患者氏名，生年月日，住所，保健情報，病名，既往歴，処方，紹介状等が取り扱われる（図 10.1）．
診療支援システム	最新の医学情報を取得できるインターネット閲覧機能や自己学習を補助する機能，取り決め事項の説明書，経営管理のための分析，施設内の職員間連絡用電子メール，データベース等がある．

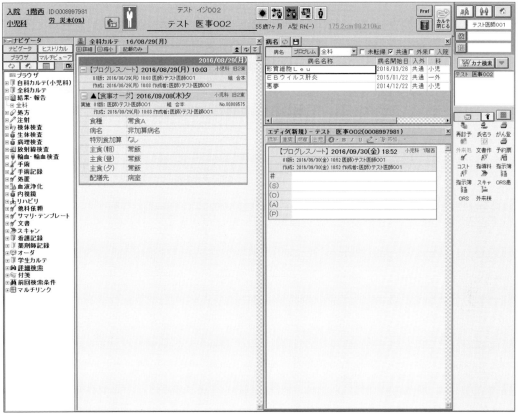

図 10.1 電子カルテ画面
(山梨大学医学部附属病院の御好意による).

10.3 データ交換のための規格

患者が複数の診療科にまたがって受診する際や,複数の医療施設で診療を受ける際に,その医療情報が引き継がれることは医療の安全や安心のために欠かせないものである.また,国全体においても医療費の削減のために,各施設が機能分担を進める上においても施設間,システム間で医療情報を交換する共通の機会が必要である.そのため,医療情報システムの相互運用性を推進するために次のような規格が提案,利用されている.

(1) HL7 (Health Level Seven)

文字情報を中心とした規格として,HL7 があげられる.入退転院,診療受付,各種オーダ,結果照会,会計,予約,患者紹介,薬剤副作用,免疫(予防接種)情報,臨床試験,人事管理等の情報交換が規定されている.放射線部門内では,主に HIS と放射線情報システム

(Radiology Information System, RIS) の連携で利用されている．また，国内の病院間で診療情報提供書を交換する際には，HL7 による CDAR2 (Clinical document architecture release 2) の利用が厚生労働省電子的診療情報交換推進事業によって推奨されている．

(2) DICOM (Digital Imaging and COmmunication in Medicine)

DICOM（ダイコム）とは，米国放射線学会 (American College of Radiology, ACR) と北米電子機器工業会 (National Electrical Manufacturers Association, NEMA) が規定した医用画像と通信の標準規格である．異なるメーカーの異なるデジタル画像機器を 1 対 1 で相互接続し，画像情報のみならずその画像に付随する検査情報，撮影施設，撮影装置，撮像条件等の情報も伝達することができる．ここでいうデジタル画像機器には，画像生成装置（X 線 CT 装置，MRI 装置，CR 装置，血管撮影装置，超音波検査装置，核医学検査装置，フィルムデジタイザ等），画像保管装置（サーバ，光ディスク装置等），画像印刷装置（レーザイメージャ等），グラフィックコンピュータ（医療画像用ワークステーション）があげられる．DICOM 規格の内容は，多岐にわたっており，検査機器と医療情報システム間での画像検査情報の送受信，画像表示の統一方法，構造化された読影報告書，心電図等等の波形情報，放射線治療計画，コンピュータ支援診断，三次元画像処理，情報セキュリティ等を含むことができる．このように，DICOM 規格は，幅広い情報を内包できるため，DICOM 規格に準拠した機器であっても，規格全てに対応することは困難であり，接続された機器同士でやり取りされるデータの相互運用性は各機器の実装次第となっている．新規に機器を導入する際は，その機器で何ができるかだけでなく，接続予定機器の対応状況を考慮する必要がある．なお，DICOM 規格に準拠した機器は，DICOM 規格への「適合性の宣言 (Conformance statement)」と呼ばれる仕様書の添付が義務付けられている．新規に機器を開発する際は，技術文書の内容を深く理解し，対象とする医療・診療目的にあわせ，他機器間との相互運用性を検討，評価する必要がある．

(3) IHE (Integrating the Healthcare Enterprise)

IHE は，単なるデータや通信規格の標準化，相互運用性の推進のみならず，臨床業務のワークフローの分析，標準化も進め，いつでも，どこでも，必要な情報が得られ，より良い治療への意思決定支援を目的とした情報システム構築のためのガイドラインである．HL7 や DICOM 規格等，標準規格を利用しつつ，従来規格制定団体がこれまで対応してこなかった機器間の接続テスト・コネクタソン (Connectathon) を実施し，その結果を公開している．

IHEは，もともと北米放射線学会（Radiological Society of North America, RSNA）と病院情報管理システム学会（Healthcare Information and Management Systems Society, HIMSS）がスポンサーとなり設立されたもので，その後世界各地でIHE活動が進められるようになっている．

10.4 医療画像情報システム

医療画像情報システムは，10.1節で述べたHISに含まれる機能の一部を分担し，医療画像とそこから得られた診断結果等の情報を取り扱う．近年，病院内で電子的診療録の利用が自己責任のもと行われているが，それに含まれる医療画像の重要性がとくに増大している．前述のIHE活動により，医療画像機器間の情報連携が図られており，HISと接続して効果的な運用が実現されてきている．

以下に医療画像情報システムの機能をあげる．

① **画像検査依頼入力**

HISに含まれる機能で，医師がX線CT画像，MRI画像，PET画像，超音波画像等の医療画像検査の依頼を行った時点で，医療画像情報システムが起動する．

② **画像診断装置**

X線CT装置，MRI装置等の医療画像撮影装置と，それらで生成された画像やそれに付随する情報も含んで扱う．

③ **PACS（Picture Archiving and Communication System）**

デジタルX線画像，X線CT画像，MRI画像，PET画像，超音波画像等の保管，検索，分配，貸出等を行う画像保存通信システムである．登場当時のPACSは，X線写真フィルムを取り扱っていたが，高速なネットワークに接続され，大容量のディスク装置を備えたサーバが登場したことで，X線画像もデジタル画像として扱われるようになり，フィルムレス化が進んだ．現在のPACSでは，画像フォーマットおよび通信規格としてDICOM規格が標準となっている．

④ **RIS（Radiology Information System）**

RISとは放射線科情報システムであり，検査依頼の管理，検査予約の管理，画像診断装置・医療画像撮影装置との接続，PACSとの連携による過去画像参照表示，診断レポートの入力および配信等を取り扱う．従来RISはX線写真フィルムの管理も行うが，近年ではPACS同様にデジタル画像への切り替えが進んでいる．

PACS, RISがデジタル画像データを扱い出した当初は，医療画像

データのそのデータ量の大きさゆえに，機器間のデータ交換が容易ではなく，書き換え可能なMO（Magneto-Optical disc）等光磁気ディスク，光ディスク等に保存してやり取りするなど効率が悪かった．しかし，高速なネットワークを利用することができるようになり，大容量のディスク装置を備えた高性能なコンピュータが安価になってきたことで，現在では新規PACS，RISのほとんどがデジタル画像の取り扱いを前提としたものになりつつある．

医療情報は，他人に知られると患者の不利益となり得る個人情報を含んでいる．その一方で，患者が複数の医療施設を跨ぐ場合等も踏まえ，医療施設間の情報連携が社会的に必須となってきている．そのため，医療情報を扱う情報システムでは，適切な個人情報保護と，情報の漏洩やシステムの悪用を防ぐセキュリティ対策が必要不可欠となっている．こうした背景を受けて，2005年に「個人情報保護法」が施設されているほか，同年に厚生労働省より「医療情報システムの安全管理ガイドライン」が発行されている．これは，情報技術の進展や社会情勢の変化に応じて改定され，2016年3月に最新の第4.3版が出ている．医療情報システムは，常にこうした最新のガイドライン等に対応し，堅牢なセキュリティ対策を行っていかなくてはならない．

■ 参考文献 ■

1) 小塚隆弘, 稲邑清也："診療放射線技術・上巻"，南江堂（2013）．

医療機器の安全対策 11

11.1 安全の概念

目標
航空機を例にして安全の概念を説明できる．

　交通事故，労災事故，食品中毒被害，地滑りなど，人災・自然災害を含めて，事故にはいつでもどこでも遭遇する危険性がある．絶対に安全だといわれた原子力発電所でさえも，スリーマイル島，チェルノブイリ，さらには福島において重大な事故を起こした．最も安全対策の進んでいる航空機に関しては，事故が発生すると，それには必ず原因があるはずだという前提で原因究明が行われ，設計，製造，運航管理，天候，パイロットの操縦ミスといった，あらゆる角度から検証が行われる．また，原因が操縦ミスにあった場合でも，操縦ミスを起こしやすい操作が要求されていないか，ミスを犯しても自動的に検出・修正するシステムになっていたかなどの観点から検証され，一層高い安全性を求める努力が積み重ねられてきた．そのような航空機でさえ，事故はあとを絶たない．このことは，完全な安全を達成することが，いかに困難であるかを示している．

　医療機器に関しても多くの安全対策が検討・実施されているが，航空機と同様に完璧な安全は実現できておらず，常に相対安全の概念で安全の確保に努力している．

　安全性の問題は，機械的，電気的，化学的，熱的，光学的，生物的と多種類にわたっている．医用電気機器の安全に関する一般的要求事項としては，IEC601-1 が国際的に規定されていて，機械的，電気的安全を中心に広く安全性を求めている．

11.2 人体の電流反応（マクロショックとミクロショック）

目標
電流の流入経路や周波数の違いが感電に及ぼす影響を説明できる．

　一般的に，感電は皮膚から電流が流入（流出）することで起こる．ただし，医療現場では，診断や治療のために電極やカテーテルを心臓内に直接挿入することがあるため，直接心臓に電流が流入する可能性がある．

　このように皮膚を通して体内に電流が流入する場合と心臓に直接電流が流れる場合では，電撃事故（電気ショック）の程度が大きく異なるため，体表からの電撃をマクロショック，心臓への直接の電撃をミクロショックと明確に区分している．例えば，マクロショックに比べ

ミクロショックでは 1/1000 の電流で心室細動を起こしてしまう（表 11.1）．また，流れる電流の周波数によっても人体の反応（興奮を起こすレベル）が異なり，50〜100Hz が最も感じやすい領域である（図 11.1）．実は商用周波数の 50Hz，60Hz は人体の感度が非常に高い（危険な）周波数であることがわかる．一方，電気メスのように 300kHz 以上の高周波であれば大電流であってもショックを受けない．

マクロショックだけに関しても，表 11.2 のように電流値によって反応や影響の程度が大きく異なる．安全通則では，マクロショックは最小感知電流 1mA の 10 分の 1 の 0.1mA を安全限界値，ミクロショックでは心室細動を起こす電流 0.1mA の 10 分の 1 の 0.01mA を安全限界値とそれぞれ定めている．

表 11.1
人体の電撃反応（商用交流，1 秒間通電）．

電撃の種類	電流値 [mA]	人体反応（通称）
マクロショック	1	びりびり感じる（最少感知電流）
	10〜20	行動の自由を失う（離脱限界電流）
	100	心室細動が起こる（マクロショック心室細動電流）
ミクロショック	0.1	心室細動が起こる（ミクロショック心室細動電流）

表 11.2
マクロショックの電流値と人体反応．

電流値 [mA]（50 または 60Hz 1 秒間通電）	反応および影響
1	感ずる程度の電流（最小感知電流）
5	手，足に許しうる最大電流（最大許容電流）
10〜20	自力で離脱できる限界（離脱電流）
50	痛み，気絶，激しい疲労，心臓，呼吸系の興奮
100〜3000	心細動の発生
6000 以上	心筋の持続した収縮，一時的な呼吸麻痺，火傷

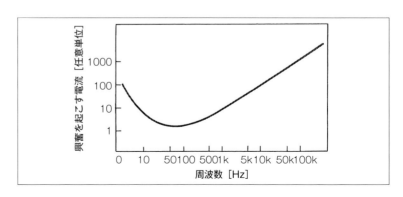

図 11.1
交流の周波数と刺激の閾値．

11.3 電撃の安全対策の保護手段と程度

安全通則では「機器は，正常な使用および単一故障状態において電撃（電気ショック）の危険を生じてはならない」となっており，電撃に対する保護の形式と程度によって機器を分類し，機器ごとに正常および単一故障状態での漏れ電流の許容値を定めている．

11.3.1 保護の形式（保護手段）による機器の分類

目標

機器を電撃に対する保護手段により3種類に分類することができる．

- クラスI機器：基礎絶縁および保護接地による保護
- クラスII機器：二重絶縁または強化絶縁による保護
- 内部電源機器：直流の使用による危険電流（交流）の防止

図 11.2 に保護手段による分類を示す．

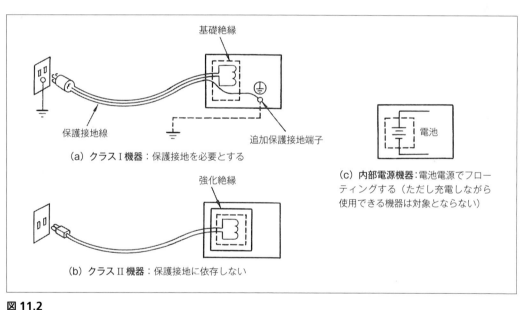

図 11.2
保護手段による分類．

11.3.2 使用目的（保護の程度）による機器の分類

目標

機器を使用目的（保護の程度）により3種類に分類することができる．

- B形機器：保護接地で保護し，身体表面に取り付けて使用する機器
- BF形機器：絶縁した装着部をもち，機器の組合せ使用に適した機器
- CF形機器：装着部の絶縁を特に考慮し，心臓に直接使用する機器

ここでBF，CFのFはフローティング回路であることを示し，回路をアース（大地）から浮かすことで患者へ漏れ電流が流れにくい構造であることを示している．

11.3.3 漏れ電流の許容値

目標

単一故障状態での漏れ電流の許容値がどの程度であるか説明できる．

機器を使用する際にはさまざまな条件で安全でなくてはならない．そこで，正常状態に加え機器が単一故障状態である場合の漏れ電流の許容値が表11.3のように規定されている（漏れ電流の経路は図11.3に示す）．図11.3の④，⑤は，直接使用している機器からではなく，それに接続されている別の機器によるなど，なんらかの要因で外部から患者に電源が加わった場合を想定して許容値を決めている．

表11.3 漏れ電流の許容値〔IEC601-1 医用電気機器安全通則 (1988)〕．

電流の経路	B型機器		BF型機器		CF型機器	
	正常状態	単一故障状態	正常状態	単一故障状態	正常状態	単一故障状態
接地漏れ電流	0.5	1*	0.5	1*	0.5	1*
外装漏れ電流	0.1	0.5	0.1	0.5	0.1	0.5
患者漏れ電流-1 (装着部から大地へ流れる電流)						
直流	0.01	0.05	0.01	0.05	0.01	0.05
交流	0.1	0.5	0.1	0.5	0.01	0.05
患者漏れ電流-2 (信号入出力部にのった電源電圧による)	—	5	—	—	—	—
患者漏れ電流-3 (装着部にのった電源電圧による)	—	—	—	5	—	0.05
患者測定電流						
直流	0.01	0.05	0.01	0.05	0.01	0.05
交流	0.1	0.5	0.1	0.5	0.01	0.05

単位は [mA]

* 接地漏れ電流に関する唯一の単一故障状態は，電源導線の1本の断線である．

図11.3 漏電流流路の模様（文献1を描き改める）．

① 接地漏れ電流
② 外装漏れ電流
③ 患者漏れ電流 − 1
④ 患者漏れ電流 − 2
⑤ 患者漏れ電流 − 3
⑥ 患者測定電流

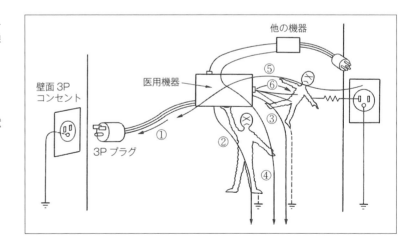

11.4 治療機器の安全

治療機器は人体に直接エネルギーを加えて治療を行うため，測定機器とは安全の考え方も異なってくる．機器自体の安全性に加え操作上あるいは取扱い上の安全がとくに重要となる．そこで除細動器およびレーザメスを例に安全を検証してみよう．

11.4.1 除細動器

目標
除細動器使用中の事故リスクを列挙することができる．

除細動器は約 5000V の電圧を瞬時に放電するので，高電圧刺激パルスによる電気ショックの危険性がある．放電電極用パドルにペーストを塗布して導通性を上げ，電極全面積を圧着して放電するが，その際に患者に素手で触れる，もしくは操作者以外が接触していると図 11.4 のような漏れ電流が発生する．なお，パドルの圧着が不十分であると除細動が無効であるだけでなく，患者の電極部熱傷，術者・介護者の電気ショック，機器故障の原因になる．

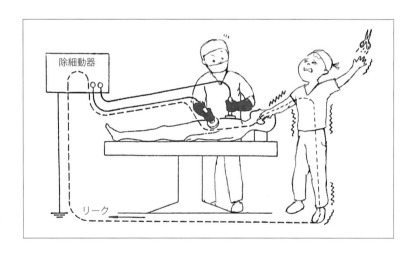

図 11.4
除細動器の放電パルスによる電気ショック（文献 2 を描き改める）．

11.4.2 レーザメス

目標
レーザが電球よりも眼や皮膚に対して危険な理由を説明できる．

レーザは点光源なので，パワー密度が電球や舞台照明より 10～1000 倍以上も高く，他の光源よりも眼（とくに網膜）に対する危険性が大きい．なお，遠赤外光である CO_2 レーザは一般のガラス眼鏡で保護できるが，近赤外光である Nd-YAG（ネオジウム・ヤグ）レーザや Ar レーザは専用の防護眼鏡が必要となる．

眼に続いて障害を受けやすい部位は皮膚である．誰しも経験するように過度の日光浴は紫外線レーザ（例えばエキシマレーザ）を受けた

のと同様に熱作用による紅斑，水泡を形成する．レーザ光では焦点によるパワー密度が高いため，皮膚の壊死などの熱傷が生じやすく，熱が皮膚の深部に及ぶほど重篤になる．なお，波長 $1\mu m$ 近辺の近赤外光は，透過性が高いため注意を要し，紫外光は突然変異誘発性や発癌性が強いといわれているため，一層の注意が必要である．

11.5 システム安全

医療現場では単一の機器で診療が行われることは少なく，多くの場合，さまざまな医療機器が患者の検診・治療に使用される．このように多要素の機器が連携しているシステムでは，個々の構成要素（機器）の安全性を追求するだけでは全体の安全を実現することはできない．システム安全とは，個々の構成要素が全体の安全にどのようにかかわっているかを検討し，その対策を考えることであり，それに加えて，機器を操作する人間という要素も含めた安全対策が必要である．すなわち，人間工学的配慮を加えた安全対策が求められる．

操作者は手順書に基づいた使用を必ず守るという条件のうえに，人間は操作ミスを起こす前提で機器は設計される．これはヒューマンエラーの発生要因を排除する対策である．以下に機器に求められる安全と人間（操作者・患者）に必要とされる安全の両面からシステム安全の手法を検討する．

11.5.1 機器に対するシステム安全

目標
機器の人間工学的安全対策を5種類挙げることができる．

表 11.4 機器の人間工学的安全対策．

表 11.4 に個々の機器設計において人間工学的安全対策として挙げられる共通項目を示す．以下 (1) ～ (5) に具体的なヒューマンエラー発生要因の除去対策を挙げる．

(a) 異常を引き起こさない構造・構成	(b) 人間工学的な配慮・設計
①本質的に異常の生じない構造・構成	①人間の特性に合ったインターフェイス
②異常状態またはその兆候の検知・検出	②配置，位置の標準化（つまみやコネクタ）
③異常状態を悪化させる条件の除去	③操作手順の適正化と標準化
④異常状態の結果生ずる危険の最小化	④コーディングの採用（形・色などの統一）
⑤異常状態拡大の防止	⑤操作方向と機能変化方向の一致
⑥正常状態に戻す機能	⑥変化速度の適正化
⑦異常状態の表示	⑦情報を整理して表示
⑧異常状態の防止	

(1) フェイルセーフ

これは機器の故障時に異常を検出して機能を停止する方法であり，表11.4（a）の②と④の組合せである．例えば，電気メス使用時に対極板コードが断線したとすると，電気メスが断線を検出し，出力を遮断するという仕組みである．

(2) フールプルーフ

利用者が操作や取り扱い方を誤っても危険が生じない，もしくは，そもそも誤った操作や危険な使い方ができないような仕組みであり，表11.4（a）の②と⑧の組合せによる．例えば，保温装置が過熱してもサーモスタットによって自動的に出力を制限もしくは遮断する（過大出力時の出力遮断）とか，医療ガスの配管端末器（アウトレット）を誤接続しないように，ガスの種類別に異なったピン数とピン配置のアダプタで接続をするピンインデックス方式などが該当する．

(3) 多重系の安全

一つの機能が作用しなくなった場合に，それを代行する機能を備える方法で，IABP（大動脈内バルーンパンピング）駆動装置などに停電時用のバッテリを搭載するなどがこれに該当し，表11.4（a）の②や代替機能の組合せで満足する．この方式の考え方を拡大したものに，病院の非常用電源装置があり，病院電気設備の安全基準（JIS T 1022）に非常電源の種類（表11.5）が定められていて，商用電源停電時にどのような性能と機能で対応するかを規定している．

表 11.5 非常電源の種類〔JIS T 1022より〕．

非常電源の種類	電圧確立時間（立ち上り時間）	連続運転時間（最小）	用途例
一般非常電源	40秒以内	10時間以上	重要機器・照明
特別非常電源	10秒以内	10時間以上	生命維持装置
瞬時特別非常電源	瞬時	10分以上（「一般」と連結）	手術灯

なお，病院電気設備の安全基準では保護接地についても規定しており，医用電気機器を使うすべての医用室には，クラスI機器が使用できるように3P式の医用コンセントを設備しなければならない（図11.5）．

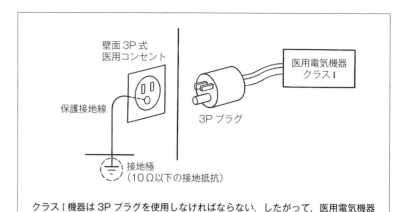

図 11.5
3P 式の医用コンセント (JIS T 1022).

クラスⅠ機器は 3P プラグを使用しなければならない．したがって，医用電気機器を使うすべての医用室はクラスⅠ機器用の 3P 式の医用コンセントを設備する．

(4) 警報システム方式

患者監視装置（心電図・血圧・心拍数モニタなど）は，患者や装置の異常を検知して警報を発し，この警報をもとに医療スタッフは適切な処置を行う．この対策は，表 11.4（a）の②と⑦の組合せである．ただし，医療スタッフが適切な処置を行うことによってはじめて安全が確保されることになるので，フェイルセーフやフールプルーフ，多重系の安全の自己完結方式とは安全確保の性質が異なる．

(5) 人に優しい機器

表 11.4（b）①，②および③，あるいは④と⑤を加えた人間工学的な配慮と設計がなされている装置が操作者に優しい機器といえる．通常は手順書に基づいて使用している機器であっても，緊急時に操作ボタンが多すぎる，操作手順が複雑で誤操作を起こして事故につながる，といったことでは困る（図 11.6）．また，検査機器や治療機器が患者に恐怖心を与えるようでは患者に優しい機器とはいえない．平常心で治療を受けられてこそ患者の生体情報を精確に把握したり負担を軽減したりすることが可能となる．

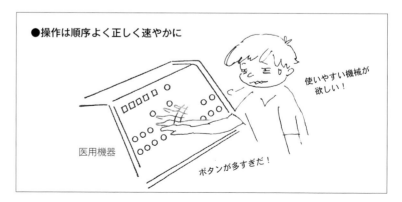

図 11.6
複雑な操作，機器の誤接続は事故の原因．

ISO 13482 —パーソナルケアロボットの安全性に関する国際規格—

　ISO 13482 は，2014 年に発行されたパーソナルケアロボット (生活支援ロボット) の安全性に関する国際規格である．この規格は，経済産業省と (独) 新エネルギー・産業技術総合開発機構が実施し，著者らも参画した「生活支援ロボット実用化プロジェクト」で得られた生活支援ロボットの安全性に関する成果を国際標準化機構 (ISO) に提案し，採用されたものである．ISO 13482 が想定する範囲は生活支援ロボットの安全要求事項，安全関連制御システムに関するパーソナルケアロボットのハザードに応じた安全要求事項，安全関連制御システムに関する要求事項，使用上の情報 (例えばマニュアル) など幅広いものである．

　しかし，ISO 13482 は新しい製品分野の安全規格になるため，リスクアセスメントの実施にあたっては次のような課題が存在する．

　① 具体的な数値による基準がなく評価基準が抽象的
　② 歴史が短いため事故や危険事象などの蓄積情報が少ない
　③ リスクが許容できるかどうかの決定は生活支援ロボットの用途や目的，使用環境などにより左右される

このため，ISO 13482 に適合したパーソナルケアロボットの開発を行うためには，"リスクアセスメントにどのように取り組むか" が重要なポイントとなる．とくに，ロボットと人体の接触安全に関しては，これまで "いかに人体と接触させないか" という方法で安全性を確保してきた『ロボット』を高齢者，障がい者といった人体損傷リスクの高い対象を相手に使用するため，従来の機器に対する安全基準よりもはるかに高い次元での安全性が求められる．その実現のためには，5 章で示したヒトの生体物性が必要であり，生体物性データの取得には 6 章で示した生体計測機器や 7 章で示した画像診断装置を用いることとなる．また，外力による (骨折などの) 人体損傷リスクを生身の人間で調べることは困難なため，動物を用いた実験データから推定し，実際の事故事例を用いて検証するといった手法が現実的である．そのためには次章 (12 章) で紹介する法医工学と人体損傷評価の技術が必要であり，人間とパーソナルケアロボットが安全に共存する未来の実現には，医工学の進歩が欠かせないことがわかる．

■ 参考文献 ■

https://www.jqa.jp/service_list/fs/service/13482/

■ **参考文献** ■

1) 小野哲章:"臨床 ME 機器なんでも 110 番",日本プランニングセンター (1990).
2) 日本エム・イー学会 ME 技術教育委員会監修:"ME の基礎知識と安全管理",南江堂 (1996).

法医工学と人体損傷評価 12

12.1 法科学とは

目標
法科学という用語を説明できる.

　法科学とは警察庁科学警察研究所で命名された Forensic Science の訳語であり，『自然科学の理論と技術を犯罪の捜査に適用し，裁判官が法廷において有罪か無罪かを裁定するために貢献する学問である』と定義されている．米国法科学会では『Forensic Science とは犯罪における問題を"科学と技術"に基づき研究・解決する学問』と定義されている．法科学はさらに法医学（法生物学）・法薬毒物学・法化学・法工学・法心理学・法文書学などの分野に分けることができる．

12.2 人体損傷評価と法医工学

目標
人体損傷評価の必要性とその困難さを説明できる.

　事件・事故において人体が損傷を受けた場合，過失もしくは殺意の認定のために医学的な鑑定と同時に，工学的な人体損傷評価が行われる場合がある．しかし，鈍器の威力を評価する場合，骨折，脳震盪などの損傷の種類によって人体損傷メカニズムが異なり，定量化が困難である．また，皮膚，筋肉といった体表の軟組織が，衝撃荷重による人体内部の損傷（骨折，内臓損傷など）に影響を及ぼすことが明らかとなってきたが，その力学的特性には未解明な部分が多い．
　これらの課題は従来の法医学もしくは法工学では解決が困難であるが，医学と工学の知見を併せて法科学に応用することで技術が大きく進展しつつある．著者らはこれらの領域を法医工学と呼んでおり，得られた知見は科学捜査のみでなく，介護ロボットをはじめとする生活支援機器の安全性評価にも活用されようとしている．

12.3 機械的損傷の分類

目標
機械的損傷を起こす成傷器の3分類を説明できる.

　機械的損傷とは，外力によって生じる損傷をいい，温度などの物理的な刺激や，化学的刺激による損傷と区別される．機械的損傷を起こす成傷器は大きく鋭器，鈍器，銃器に分類される．
　鋭器は作用面が鋭いものであり，銃器は弾丸を打ち出すなど特殊な成傷器によるもので，これらによる外力は皮膚を容易に貫通して内部

に損傷を与える．一方，鈍器はほとんどの物体（例えば，転落・転倒では地面が成傷器となる）が該当し，交通事故を含め人体損傷の大半を占める．鈍器損傷では，皮膚組織が強靭なため破れない場合も多いが，内部に重大な損傷が生じる場合がある．

なお，図 12.1 に示すように，鋭器による損傷の場合は突き刺さる深さを，鈍器による損傷の場合は力や加速度の大きさを評価指標とするのが一般的である．以降の節では，鈍器による損傷に関して，鑑定における手順と測定・評価技術を解説するが，鋭器の鑑定においても共通する部分が多い．

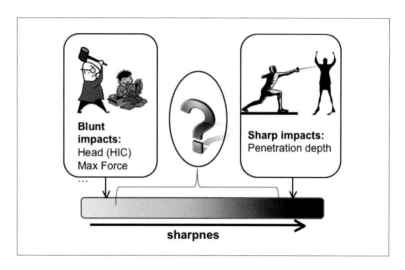

図 12.1
武器の鋭さと評価方法．

12.4 ロードセルによる動的外力測定の問題点

目標

ロードセルで動的外力を測定する場合の問題点を挙げることができる．

鈍器による打撃力を評価する場合，打撃による動的外力をロードセル（荷重計）により測定し，評価することが一般的である．しかし，ロードセルによって動的外力を測定する場合，以下①〜③の理由により，装置や測定方法によって測定値が変動してしまい，異なる実験系で測定された動的外力は比較できない．

① ロードセルの共振現象により測定結果に誤差を生じる．
② ロードセル内部に応力波の多重反射現象が生じ，測定精度が低下する．
③ 動ひずみ計（データロガー）の応答性によっても測定値が変動する．

そこで，筆者らは人体損傷評価用ロードセル（CLM-10KNS：東京測器研究所）を開発し，これまでに全国の科学捜査研究所に配備されている．

12.5 人体損傷評価用ロードセルの概要および動的校正

目標

動的校正を含めて人体損傷評価用ロードセルの特徴を説明できる．

人体損傷評価用ロードセルは，図12.2に示す1個のロードセルで直接動的荷重を測定する仕組みになっており，①50Hz程度までの動的荷重を精度よく測定可能，②広いセンサー部（直径100mm）のどこで荷重を受けても精度よく測定可能（人力による打撃力の測定が可能），③可搬型で現場での再現実験に使用可能，といった特徴が挙げられる．

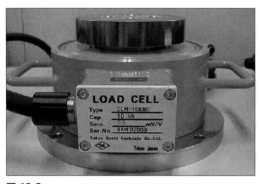
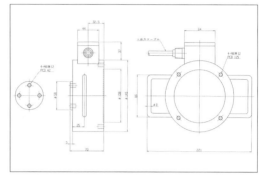

図 12.2 人体損傷評価用ロードセルの外観・形状．

人体損傷評価用ロードセルの動的校正では図12.3に示す実験系が用いられ，浮上質量法により作用する力を測定し，ロードセルの出力と比較することで50Hzよりも低速の動的荷重に関しては高精度に測定可能なことが確認されている．なお，市販のロードセルではこのような動的校正は行われておらず，保証されているのは静的荷重の測定精度のみである．

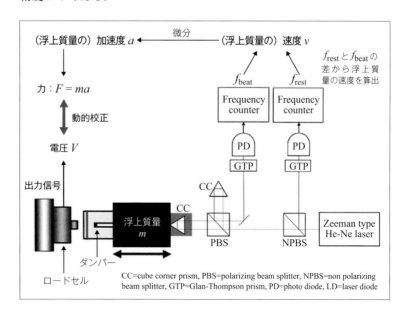

図 12.3 ロードセル動的校正の実験系（文献5を描き改める）．

12.6 鈍器による損傷の評価

外力による人体損傷の評価では加速度を用いたHIC（頭部障害基準値）による評価が有名であり，自動車乗員の安全性評価に用いられている．一方，打撃事件における骨折リスク評価には骨に加わる最大荷重が用いられる．しかし，①体表の軟組織を介して骨に伝わる荷重の推定，②動的荷重による骨折限度荷重の決定，といった困難な課題が存在する．

12.6.1 鈍器による骨折リスク評価（鑑定）手順

目標
鈍器による骨折リスク評価の手順を説明できる．

鈍器による骨折リスク評価を行う場合，まず初めに事件・事故の状況（被害者と加害者の位置関係，凶器とその使用法，周辺状況など）を明らかにする必要がある．次に，以下①〜⑥に関して詳細な調査・分析を行う．

① 凶器の打撃部位（人体との接触部位）の推定・選定
② 加害者の発揮しうる打撃力（肉体要因・環境要因）
③ 被害者の置かれた状況（背後に壁や床が存在するか？）
④ 着衣などによる被害の軽減
⑤ 受傷部位（骨）の選定
⑥ 被害者の軟組織，骨の特徴（形状や力学特性）

上記①〜④の調査・分析結果を精査して，打撃力測定試験の条件を設定し，実際の凶器と同一，ないしは類似した鈍器による打撃試験を実施する．次いで，試験結果から実際の事件・事故における打撃力 F の範囲（$F_{\min} \sim F_{\max}$）の絞り込みを行う．図12.4に一般的な打撃実験の模式図を示す．

さらに，上記⑤，⑥の調査・分析結果から，被害者の骨折限度荷重 f の推定を行う．

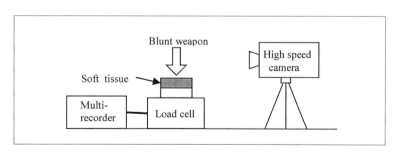

図 12.4 一般的な打撃実験の模式図．

最後に，打撃力 F と骨折限度荷重 f の比較を行い，
$F_{\max} < f$ ……………… 骨折する可能性は低い
$F_{\min} < f < F_{\max}$ ……… 骨折する可能性あり

$F_{\min} > f$ ……………… 骨折する可能性が高い

といった結論を導き，鑑定結果とする．

12.6.2　参考データ①骨折限度荷重

目標
どのような骨折荷重データが存在するかを知る．

　上肢や下肢の長い骨（長骨）は，外力の作用を大きく受けて骨折を起こしやすく，その強度は法医工学的にも関心が高い．人の長骨の破壊荷重に関しては山田博氏の業績が有名であり，参考として表 12.1 に人の長骨中央部の長軸方向の圧縮破壊荷重を，表 12.2 に人の長骨の曲げ破壊荷重を示す（どちらも 20 〜 30 歳台）．また，頭蓋骨の骨折荷重に関しては Masuzawa らが静的圧縮試験と落下衝撃試験により表 12.3 に示す値を得ている．さらに，衝撃荷重による大腿骨頸部骨折に関しては Okuizumi らが骨密度と骨折荷重の関係（図 12.5）を明らかとしており，高齢者の転倒骨折リスク評価などに有効である．

表 12.1
長骨中央部の長軸方向の圧縮破壊荷重．

圧縮破壊荷重 (kgf)	大腿骨	脛骨	腓骨	上腕骨	橈骨	尺骨
男	5050	3660	860	2580	950	1140
女	4190	2820	590	2100	780	850

表 12.2
人の長骨の曲げ破壊荷重．

曲げ破壊荷重 (kgf)	大腿骨	脛骨	腓骨	上腕骨	橈骨	尺骨
	277	296	45	151	60	72

表 12.3
静的および衝撃荷重による頭蓋骨骨折荷重．

頭蓋骨骨折荷重 (kgf)	静的圧縮	衝撃落下
	600 〜 997	400 〜 1300

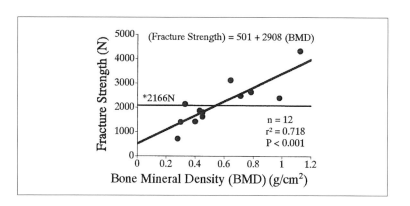

図 12.5
衝撃荷重による大腿骨頸部骨折荷重と骨密度の関係．

12.6.3 参考データ②生体軟組織の緩衝性能

目標

頭皮や筋肉・脂肪の緩衝性能に近い工業材料を挙げることができる.

鈍器による骨折リスク評価では皮膚などの生体軟組織の緩衝性能を考慮する必要がある.

頭皮に関しては，Masuzawaらにより，厚さ17mmの発泡スチロール（15倍発泡率の床材，積水化学工業）が人頭皮の緩衝性能と近いことが確認されており，打撃試験の際のダミー頭皮として用いられている.

筋肉および脂肪に関しては，大丸，福岡らがヒト軟組織と力学特性の近い豚軟組織を用いて錘落下試験により緩衝性能を調査し，軟組織厚10mm以上では，図12.6（a），（b）に示すように，打撃速度にかかわらず衝撃エネルギー（軟組織に入力されたエネルギー）と最大衝撃荷重（内部の骨に加わる荷重）の関係が1つの式で表せることを明らかにした．一方，軟組織厚5mm以下では，図12.6（c）に示すように，最大衝撃荷重は打撃速度の影響を大きく受け，同じ衝撃エネルギーであれば打撃速度が低いほど最大衝撃荷重は大きくなる．すなわち，体表の軟組織が薄い場合，骨折リスクは，軽い鈍器で高速の打撃を受けるよりも重い鈍器で低速の打撃を受けるほうが高いといえる．なお，打撃試験の際のダミー筋肉（脂肪）としてセルスポンジが用いられることがあったが，衝撃エネルギーが大きくなるとヒト筋肉（脂肪）に比べて緩衝性能が大幅に低下するため，より広い衝撃エネルギー領域で使用可能な人肌ゲル（エクシールコーポレーション）が注目されている．

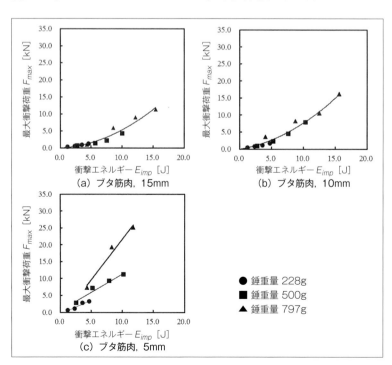

図 12.6
骨が受ける最大荷重と体表の受ける衝撃エネルギーの関係.

12.7 有限要素法（コンピュータシミュレーション）による骨折リスク評価

目標
有限要素法による骨折リスク評価の手順が説明できる．

近年，整形外科分野では有限要素法を用いて個人の骨形状，骨密度分布から詳細な骨折リスク評価を行う技術が開発され，厚生労働大臣が定める先進医療「定量的 CT を用いた有限要素法による骨強度予測評価」として実施されている．現在，国立長寿医療研究センターで行っている骨折リスク診断の流れを以下（1）～（3）（図12.7）に示す．なお，骨折リスク評価に用いられているソフトウエアは計算力学研究センター製の MECHANICAL FINDER（以下 MF と記載）である．

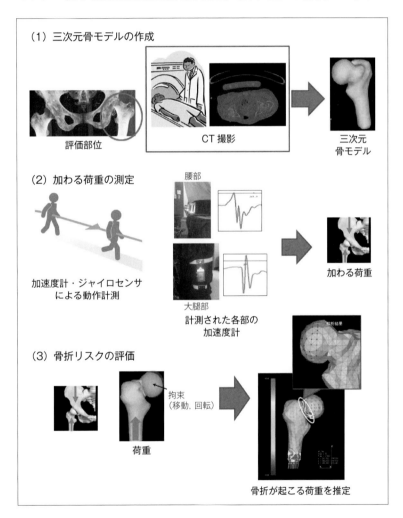

図 12.7
骨折リスク診断の流れ．

事件・事故における人体損傷評価に MF によるコンピュータシミュレーションを利用するためには，被害者の CT 画像が必要となるため，死後 CT の普及が課題となる．また，皮膚，筋肉などの軟組織を含めた骨折リスク評価技術は現在開発途上である．

前述のような課題はあるものの，有限要素法を用いることで個人の骨形状および骨密度分布を正確に反映させた骨折リスク評価が可能であり，科学捜査分野に限らず，介護ロボットと人体との接触安全性評価など，骨強度の低い高齢者や障がい者を対象とした支援機器の安全性評価へも活用が期待され，リスク評価精度の大幅な向上が期待される．

■ 参考文献 ■

1) 伊藤安海, 根本哲也, 小倉崇生：実験力学, **12**, 2:119-122, (2012).
2) 勝又義直：実験力学, **11**, 1:3-8, (2011).
3) Y.Ito, T.Nemoto, T.Ogura, H.Yamashita, S.Yanai, H.Matsuura: *J.Achiev. Materials Manufacturing Eng*, **28**-1:39-42, (2008).
4) 小倉崇生, 戸田 均, 木村巧, 松井応式, 伊藤安海, 根本哲也：実験力学, **11**, 1:18-21,(2011).
5) Yusaku Fujii: *Measurement*, **33**:35-45, (2003).
6) 山田 博："人体の強度と老化－生物強弱学による測定結果" p.19-31, NHK 出版 (1979).
7) Masuzawa, M., Hirakawa, K., Nakamura, N. and Sano, K.: *Neurologia medico-chirurgica*, **11**:46-65, (1971).
8) Hiroyasu Okuizumi, Atsushi Harada, Hisashi Iwata, and Nobuo Konishi: *J Bone Mineral Res*, **13**(12): 1940-1945, (1998).
9) 福岡達也, 伊藤安海, 鍵山善之, 渡邊桃子, 高橋潤紀, 大丸祥平, 根本哲也：生体軟組織の緩衝特性に関する実験的研究, 第 48 回応力・ひずみ測定と強度評価シンポジウム講演論文集, 7-12 (2017).
10) 大丸祥平, 伊藤安海, 鍵山善之, 渡邊桃子, 月東祥一：打撃評価用生体軟組織における評価手法検討, 日本機械学会山梨講演会講演論文集, **150**-3, 170-171 (2015).
11) 伊藤安海, 鍵山善之, 根本哲也：非破壊検査, **62**(10): 507-514, (2013).

索引

A～E
ACL　23
AESOP　116
AHP　69
Anderson, C. D.　104
Aristotles　3
Becquerel, A. H.　104
Biomechanics　1
BME　6
Borelli　3
CAD-CAM　116
CCD　110
CDAR2　130
Charnley　122, 124
CMOS　110
Curie, M.　104
Curie, P.　104
da Vinci　3, 116
Damadian, R. V.　107
DICOM　130
HER　128

F～J
Fermi, E.　104
FET　46
Forensic Science　143
Galilei　3
Gluck　123
Hb　86
HbO₂　86
HIC　146
Hirsh モデル　15
HIS　104, 127
HL7　129
Hooke　4
Hounsfield, G. N.　103
iBlock　118
ICD コード　128
IHE　130
Judet 型人工骨頭　124

K～P
Kumar, A.　107
Lambert-Beer の法則　86
Lauterbur, P. C.　107
Lawrence, E. O.　104
LED　110
Lombard のパラドックス説　22

ME　6
MECHANICAL FINDER　149
NMR　106
NMR Fourier Zeugmatography 法　107
PACS　104, 131
Patient cart　117
PET　106
Piekarski　15

Q～T
QRS 波　36, 43
Radon, J.　102
Ramberg-Osgood の式　13
Reuss 結合　15
RI　104
RIO　118
RIS　129, 131
ROBODOC　115
Röntgen, W. C.　100, 104
R-R 間隔　43
Scales　123
Sculptor RGA　118
SPECT・PET　105
S_PO_2　87
STC　97
Surgeon console　117
TGC　97
THA　115
TKA　115

V～Z
Vision cart　117
Voigt 結合　15
Voigt 要素　15
Volkman 管　14
Zeugmatography　107

あ行
アーク走査　98
アーチファクト　43
アイントーフェン, ウィレム　35
アウトレット　139
アクティブシステム　115
アナトミカル型　123
アパタイト　14, 20
アパタイト結晶　11
RI 画像診断装置　104
RF コイル　108
α 線　104
α 波　46
安全性評価　143
安全通則　135
安全モニタ回路　62
医工学　5, 8
異方性　15, 17, 28, 73
医用画像　130
医用工学　5, 6
医用生体工学　5, 6
医用電子工学　5
医療画像写真学　100
医療画像情報システム　131
医療工学　5
医療事故　64
医療事故調査制度　71
医療情報システム　127, 130
インドシアニングリーン　89
インパクトバイオメカニクス　2
インピーダンス　79
インピンジ　21
インプラント　115, 122
運動神経線維　83
運動神経伝達速度　85
エアバッグ　3
鋭器　143
A-D 変換器　42
A モード　94
エコー現象　95
X 線　78, 100
X 線位相イメージング　101

X 線位相コントラストイメージング　101
X 線画像診断装置　100
X 線吸収度　102
X 線コンピュータ断層撮影法　102
X 線 CT　102
X 線 CT 装置　130
MRI 装置　78, 106, 108, 130
M モード　98
エラスチン　27, 30
遠隔マニピュレータシステム　115
遠隔マニピュレータ手術ロボット　116
遠赤外光　137
応力　17
応力緩和　29
応力集中　14
応力-ひずみ　13
応力-ひずみ曲線　30
応力-ひずみ特性　73
オシロメトリック法　56
オステオン　11
音圧反射率　96
音響インピーダンス　73, 95
温度依存性　73

か行
介護ロボット　150
階層分析法　69
介達外力　17
海綿骨　11
外力　17
科学捜査　2, 143
核医学　104
核磁気共鳴　106
覚醒　50
下行性伝導路　50
画像診断装置　93
硬さ　74
硬さ試験　74
活性酸素　78
活動電位　49, 83
カテーテル　53, 89, 133

151

カテーテル先端型
　観血式血圧計　54
ガルヴァーニ，ルイージ
　35
カルシウム　16
ガルバノメータ　35
加齢　20
環境雑音　47
観血式血圧計　53
還元ヘモグロビン　86
看護支援システム　6
患者回路連続性モニタ
　63
患者監視システム　6
患者監視装置　140
緩衝性能　148
監視用電流　63
含水率　108
関節　21
関節軟骨　31
関節力　26
鑑定　143
ガンマカメラ　106
γ線　104
期外収縮波　43
機械的損傷　143
機械的特性　73
希釈曲線　89
拮抗筋　22, 83
輝度変調　97
キネマティクス　21
吸光係数　87
キュートメータ　75
境界潤滑　24
凝固モード　60
共同収縮　22
業務上過失　70
き裂　17
筋　17, 21
近赤外光　137
筋線維　83
筋電計　83
筋電図　36, 42, 83
筋肉　3, 4
筋力モデル法　26
空間分解能　102
くさび膜潤滑　24
屈筋　83
クラスI機器　135
クラスII機器　135
クリープ　29
グリセリン　99
クリップ式電極　40
グレーティングロープ
　100
脛骨　19

警察庁科学警察研究所
　143
警報システム方式　140
外科用インプラント　121
血圧計　36, 53
血液　3
血管　3
腱　30
原色ベイヤー方式　110
検流計　35
工学鑑定　70
光学式血圧測定法　53
広筋　27
交互誤接続　64
高周波　134
高周波分流　62, 67
高周波漏れ電流　67
高周波漏れ電流モニタ
　63
硬性鏡　109
高速走査　98
交通事故　144
高電圧刺激パルス　137
興奮伝導　38
五感　50
呼気ガス　90
国立長寿医療研究センター
　149
固体素子　61
骨開削ロボット　115
骨格　17
骨芽細胞　20
骨棘　19
骨折　17
骨折限度荷重　147
骨折リスク　146, 149
骨セメント　123
骨粗鬆症　17, 20
骨損傷　17
骨梁　11
骨量　17, 20
固有心筋　39
コラーゲン
　12, 14, 20, 27, 30, 31
コラーゲン線維　11
コロトコフ，ニコライ
　36, 53
コロトコフ音　56
コンソール　116
コンデンサ　40
コンパウンド走査　98
コンベックス走査型
　超音波診断装置　99
コンベックス走査法　99

さ 行
サーキュラー走査　98
サーミスタ　89
再還流信号　90
サイクロトロン　104
細胞　27, 79
細胞間物質　27
細胞質　79
細胞内液　79
細胞膜　79
雑音障害　66
皿電極　68
酸化ヘモグロビン　86
参照用チャネル　91
酸素飽和度　85, 86
3P式　139
サンプリング法　90
CR装置　130
CF形機器　81, 135
CT画像　149
紫外光　138
紫外線レーザ　137
時間依存性　73
磁気共鳴イメージング
　106
色素希釈法　88
磁気特性　77
事件・事故　143
事故　133
事故調査　70
指骨　15
システム安全　138
膝蓋腱　23, 30
膝関節　21
シナプス　49
しぼり膜潤滑　24
銃器　143
周波数依存性　73
周波数特性　41, 80
ジュール熱　60
手術支援システム　6, 115
手術ナビゲーションシステム
　119
手術部　65
手術ロボット　115
受信検波コイル　108
潤滑　24
上行性伝導路　50
小柱　11
静脈血　86
商用周波数　134
上腕骨　11
除細動器　137
ショックレー，ウィリアム
　36
伸筋　83

神経筋　20
神経細胞　49
人工関節　24, 116, 123
人工関節インプラント
　121
人工関節置換術　122
人工血管　121
人工股関節　123
人工股関節全置換術　115
人工骨　121, 123
人工心臓弁　121
人工膝関節全置換術　115
心室　38
心室細動　60, 134
心臓　3, 4
心臓ペースメーカ　121
靱帯　21, 30
人体損傷評価　2, 143
人体損傷評価用ロードセル
　144
シンチレーションカメラ
　104
シンチレーションスキャナ
　104
心電計　36, 41
心電信号　40
心電図　36, 38, 42
心拍出量計　88
心房　38
信頼の原則　68
水平眼球運動　52
睡眠　50
スクリューホーム　21
スタースレーブ型　116
ステム　116, 123
ストレート型　123
スピンドル　52
静磁石　77
静磁場　108
成傷器　144
静水圧潤滑　24
生体機械力学　2
生体計測機器　83
生体工学　6
生体構造力学　2
生体材料　4, 121
生体材料学　2
生体材料力学　2
生体組織適合性　122
生体軟組織　27, 75, 148
生体熱力学　2
生体物性　73
生体力学　1
生体流体力学　2
静電容量　80
生物学的構造　1

生理食塩水　89
セクタ走査　98
切開モード　60
接触継電方式　63
接触抵抗　63
繊維強化複合材料　14
前十字靱帯　23
先進医療　149
層状骨　11
相対安全　133
ソリッドステート型　61
損失正接　75
損失弾性率　75

た行

対極板　59, 66
対極板コード断線モニタ　62
対極板接触不良モニタ　63
大腿骨　11, 15
大腿骨外側顆　21
大腿骨頸部骨折　19
大腿四頭筋　22
大腿直筋　22, 27
大脳皮質　49
高橋信次　103
打撃事件　146
多重系の安全　139, 140
打診術　35
脱臼　21
ダミー　3
ダミー頭皮　148
炭酸ガスモニタ　90
弾性　73
弾性係数　13
弾性体　14
弾性波　93
弾性率　14, 15, 74
断層撮影法　102
断層撮像装置　105
断面係数　19
断面二次モーメント　17
チーム医療　68, 70
力　1
力の効果　1
緻密骨　11
肘関節　24
柱状骨　11
中枢性運動障害　83
超音波　93
超音波画像診断装置　93
超音波減衰　96
超音波探傷器　93
超音波探触子　94
超音波特性　73

長骨　11, 17
超微小押込み　74
直達外力　17
貯蔵弾性率　75
定量的CTを用いた有限要素法による骨強度予測評価　149
テーパーウェッジ型　123
適合性の宣言　130
電気安全　81
電気ショック　66, 133, 135, 137
電気抵抗　80
電気特性　79
電気メス　59, 134
電極　46, 133
電極部熱傷　137
臀筋　27
電撃　135
電撃事故　133
電子カルテ　6
電子カルテシステム　128
電磁波　78, 93
電磁波放射線　78
10-20電極配置法　48
頭蓋骨　13
洞結節　36
動の粘弾性　74, 75
動の粘弾性測定　76
動の流体潤滑　24
導電率　79
糖尿病　20
等方性　15
動脈圧　54
動脈管開存症　59, 63, 64
動脈血　85, 86
動脈血中酸素飽和度　87
動脈硬化　3
ドーム型観血式血圧計　54
特殊心筋　39
トラウベ，ルートヴィヒ　35
ドラッグデリバリー　119
トレーサ法　105
鈍器　143

な行

内視鏡　109
内視鏡保持マニピュレータ　116
内部電源機器　135
ナノインデンテーション試験　74
軟性鏡　109

二関節筋　22
日本医療安全調査機構　71
人間工学　138, 140
熱希釈法　88, 89
熱傷　66
熱傷事故　66
熱傷事故の対策　68
熱特性　77
粘性　73
粘性抵抗　75
粘弾性　27, 29, 74
脳血流　49
濃度曲線　89
脳波　49
脳波計　36, 46

は行

ハーシュモデル　15
バイオメカニクス　1, 2, 3, 4
配管端末器　139
パイパー，H.　36
肺胞　86
バイポーラ方式　62
曝射撮影許容量　78
爆発　66
破骨細胞　20
パッシブシステム　115
ハバース骨　11
ハミルトン，W.　53
ハムストリングス　22, 27
針電極　68, 83
パルスオキシメータ　79, 85
パワースペクトル　52
半月板　21
半減期　105
反射・散乱・吸収特性　73
搬送波　93
ハンプ　52
非圧縮性　29
ヒアルロン酸　24
BF形機器　81, 135
B形機器　81, 135
Bモード　96, 97
光特性　78
非観血式血圧計　53, 56
腓骨　19
皮質骨　11
ヒス束　36
ひずみ速度　13
非線形大変形　28
ビタミンD_3　17
非直線性　73

人肌ゲル　148
ヒドロキシアパタイト　124
被曝　78
皮膚　30
皮膚割線　32
皮膚癌　79
腓腹筋　27
日焼け　79
ヒューマンエラー　138
ヒューマンファクター　71
標準12誘導心電図　42
標準12誘導方式　37
標準セル　91
表面電極　83
ひらめ筋　27
ピンインデックス方式　139
ファラデーの法則　77
プーリーモデル　26
フールプルーフ　139, 140
フェイルセーフ　139, 140
不活性物質　89
腹腔鏡　115
複合材料　15
複合走査　98
不静定問題　27
不整脈　44
フック弾性体　29
フックの法則　4, 11
フリーボディダイアグラム法　26
プルキンエ線維　36
ブレンドモード　61
フロースルー法　90
フローティング型　61
プローブ　94
プロテオグリカン　31
粉砕骨折　17
米国法科学会　143
平坦脳波　47
β線　104
β波　46
ヘモグロビン　86
ヘリカルスキャン　102
ベルガー，ハンス　46
ポアソン比　29
法医学　2, 143
法医工学　143
法化学　143
法科学　68, 143
法工学　143
防護眼鏡　137
房室　36
放射性同位元素　104

153

放射線 104
放射線情報システム 129
放射線特性 78
放射線療法 78
法心理学 143
法生物学 143
放電電極用パドル 137
法文書学 143
法薬毒物学 143
北大電気メス事件 59
補色モザイク方式 110
骨 3, 4, 14
骨の構造 11
骨の力学特性 11

ま 行

マイクロクラック 14
マイクロパーツ・デバイス 119
マイクロマシン 119
マイクロマニピュレータ 119
マグネタイト 77
マクロショック 133
マッピング手法 52
マニピュレータ 117
ミクロショック 133
密度分解能 102
ミネソタコード 44
ミネラル 15
脈拍 3
メス先電極 59
毛髪 4
モーメント 17, 26
モーメントアーム 22
漏れ電流 136
漏れ電流の許容値 81

や 行

有限要素法 25, 149
誘電率 79
誘発筋電図 85
容積脈波計 79

ら 行・わ 行

ラエンネック,ルネ 35
ラジアル走査 98
ラジオイムノアッセイ法 104
ランゲル線 30, 32
リウマチ 20
リニア走査 98
リハビリテーション 2
リフトオフ 24
粒子放射線 78
流体潤滑 24
リンクモデル 25
レーザ 113
レーザメス 137
レオメータ 75
レム期 52
ロイス結合 15
老人Z 9
ロードセル 144
ロールバック 21
ロボットアーム 117
ロボット手術 6
若木骨折 17

■ 著者略歴 ■

伊藤 安海（いとうやすみ）
山梨大学大学院 総合研究部 准教授，国立長寿医療研究センター 客員研究員
1970年生まれ．東京理科大学工学部第一部機械工学科卒業．博士（工学）．日本機械学会フェロー．警察庁科学警察研究所法科学第二部研究員，厚生労働省国立長寿医療センター研究所生活支援機器開発研究室長，名古屋大学大学院工学研究科特任講師を経て，現職．専門は医工学，法工学，福祉工学．

鍵山 善之（かぎやまよしゆき）
山梨大学大学院 総合研究部 准教授
1979年生まれ．神戸大学工学部情報知能工学科卒業，神戸大学大学院自然科学研究科修了．博士（工学）．神戸大学大学院自然科学研究科・日本学術振興会特別研究員（PD），大阪大学臨床医工学融合研究教育センター特任助教を経て，現職．専門は医工学，手術支援システムの研究に従事．

イラスト医工学
——バイオメカニクスから医療機器・科学捜査まで

平成29年5月20日　発　行

著　者　伊　藤　安　海・鍵　山　善　之

発行所　**株式会社アドスリー**
〒164-0003 東京都中野区東中野四丁目27番地37
編集：電話(03)5925-2840／FAX(03)5925-2913
principle@adthree.com　http://www.adthree.com

発売所　**丸善出版株式会社**
〒101-0051 東京都千代田区神田神保町二丁目17番
営業：電話(03)3512-3256／FAX(03)3512-3270
http://pub.maruzen.co.jp

© Yasumi Ito, Yoshiyuki Kagiyama, 2017

カバーデザイン・本文フォーマット・デザイン 日本メディネット協会
印刷・製本 日経印刷株式会社

ISBN 978-4-904419-69-4　C3047　　　　Printed in Japan

本書の無断複写は著作権法上での例外を除き禁じられています．